Andrea Frei

Mama, werde ich sterben?

Andrea Frei

Mama, werde ich sterben?

Die Kommunikation im pädiatrischen Palliativsetting

Lehrbuchverlag

Imprint

Any brand names and product names mentioned in this book are subject to trademark, brand or patent protection and are trademarks or registered trademarks of their respective holders. The use of brand names, product names, common names, trade names, product descriptions etc. even without a particular marking in this work is in no way to be construed to mean that such names may be regarded as unrestricted in respect of trademark and brand protection legislation and could thus be used by anyone.

Cover image: www.ingimage.com

Publisher:
Der Lehrbuchverlag
is a trademark of
International Book Market Service Ltd., member of OmniScriptum Publishing Group
17 Meldrum Street, Beau Bassin 71504, Mauritius

Printed at: see last page
ISBN: 978-620-0-27173-0

Mama, werde ich sterben?
Die Kommunikation im pädiatrischen Palliativsetting

Andrea Frei

Kurzfassung

Der Tod des eigenen Kindes gehört zweifellos zu den schlimmsten Ängsten eines Elternteils. Die Kommunikation bezüglich der Themen Tod und Sterben ist im Bereich der pädiatrischen Palliativversorgung jedoch allgegenwärtig. Eine offene und ehrliche Kommunikation zwischen professionellen Gesundheits- und Krankenpflegepersonen, dem erkrankten Kind und dessen Familie über die Krankheit und deren terminalen Verlauf ist maßgeblich für die Bereitstellung und Verbesserung einer effektiven Palliativversorgung.

Ziel: Ziel dieser systematischen Literaturanalyse ist es, die Rolle der professionellen Gesundheits- und Krankenpflegeperson bzgl. der kommunikativen Interaktion im pädiatrischen Palliativsetting zu klären.

Methodik: Bei dieser Arbeit handelt es sich um eine systematische Literaturarbeit. Die Recherche der verwendeten Literatur erfolgte anhand englisch- und deutschsprachiger Suchbegriffe, welche durch die Bool'schen Operatoren in Zusammenhang gebracht wurden.

Ergebnisse: Eine vertrauensvolle, sowie offene und ehrliche Kommunikation zwischen professionellen Gesundheits- und Krankenpflegepersonen, dem erkrankten Kind und dessen Familie ist von enormer Bedeutung, um eine unterstützende und auf Fürsorge basierende Beziehung und Bindung aufzubauen. Durch ein offenes Gespräch mit dem Kind, konnte dessen Lebensqualität häufig verbessert, kindliche Fragen geklärt und die Familie enger zusammengeschweißt werden.

Diskussion: Kommunikation bedarf einer individuellen Gestaltung, indem auf die Bedürfnisse des jeweiligen Kindes und dessen Familie unterschiedlich eingegangen wird. Ohne die Unterstützung der professionellen Gesundheits- und Krankenpflegeperson waren viele Eltern nicht in der Lage, ein Gespräch über den Tod zu führen.

Schlüsselbegriffe: Pädiatrie, Palliativversorgung, Kommunikation

Abstract

Undoubtedly, the death of one's own child is one of the worst fears of a parent. However, communication on death and dying is omnipresent in pediatric palliative care. Open and honest communication between healthcare professionals, the sick child, and their families about the disease and its terminal course is critical to delivering and improving effective palliative care.

Aim: The aim of this systematic literature analysis is to clarify the role of the professional nurse in communicative interaction in the pediatric palliative setting.

Methods: This work is a systematic literature work. The search for the literature used was based on English and German search terms, which were brought in connection by the Boolean operators.

Results: Trustful, open and honest communication between healthcare professionals, the sick child, and their family is crucial to build a supportive and caring relationship and bond. Through an open conversation with the child, his quality of life could often be improved, children's issues clarified, and the family welded closer together.

Discussion: Communication requires to be individualized by addressing the needs of each child and their family differently. Without the support of the professional nursing staff, many parents were unable to talk about death.

Key words: paediatric, palliative care, communication

Abkürzungsverzeichnis

Bzgl.	Bezüglich
Bzw.	Beziehungsweise

Inhaltsverzeichnis

1. Einleitung

In der Einleitung wird die Ausgangslage der Arbeit näher analysiert, sowie zentrale Begrifflichkeiten, die essenziell für das grundlegende Verständnis sind, geklärt. Des Weiteren wird das primäre Ziel dieser Arbeit im folgenden Kapitel genauer erläutert.

1.1. Problemdarstellung/Ausgangslage

Familien mit Kindern, die an einer lebensbedrohlichen Krankheit leiden, müssen häufig schmerzhaft erkennen, dass das Leben nicht endlos ist und sogar Kinder und junge Erwachsene sterben können. Der Tod des eigenen Kindes gehört zweifellos zu den schlimmsten Ängsten eines Elternteils und wenn sich der Zustand des kranken Kindes verschlechtert, müssen die Eltern entscheiden, ob sie mit ihrem Kind darüber offen sprechen sollen und wenn ja, wie dies am besten zu tun ist (Jalmsell, Kontio, Stein, Henter, & Kreicbergs, 2015). Für viele Eltern ist es häufig jedoch unvorstellbar, mit dem eigenen Kind über dessen Tod zu sprechen. Meist sind die Gründe dafür mit den Ängsten vor möglichen Konsequenzen gekoppelt, wie etwa die Angst, dass das Kind die Lebensfreude und den Lebenswillen verlieren könnte. Die Eltern wollen nicht nur das Kind schützen, sondern auch sich selbst (Aldridge, Shimmon, Miller, Fraser, & Wright, 2017). Die Abneigung über den Tod zu diskutieren, spiegelt möglicherweise eine Reihe emotionaler und ethischer Faktoren wieder, einschließlich einer natürlichen Tendenz von Familien sterbender Kinder, schlechte Nachrichten und Konflikte zu vermeiden, sowie die Unsicherheit ein so heikles Thema effektiv zu besprechen. (Gaab, Owens, & MacLeod, 2013). Eine offene und ehrliche Kommunikation über die Krankheit und der Prognose zwischen professionellen Gesundheits- und Krankenpflegepersonen, Eltern und deren erkrankten Kindern ist jedoch ein wichtiger Faktor für die Verbesserung und Bereitstellung einer guten Palliativversorgung, während schlechte Kommunikation als ein Faktor angesehen wird, der sowohl bei den Eltern, als auch bei dem Kind Verzweiflung auslösen kann (Jalmsell et al., 2015).
Kinder spüren schnell, wenn etwas nicht stimmt und andere Menschen nicht offen mit ihnen kommunizieren (Aldridge et al., 2017). Bluebond-Langer stellte bereits im Jahr 1978 fest, dass bei Kindern, denen nie die Wahrheit gesagt wurde, häufig Gefühle wie Angst und Isolation auftreten (Bluebond-Langer, 1978, zit. n. Dunlop, 2008). Wenn dem sterbenden Kind nicht geholfen wird, diese Ängste zu verstehen oder zu kontrollieren, werden diese dominieren und die verbleibende Lebensqualität des Kindes beeinträchtigen (Dunlop, 2008).
Die Kommunikation ist also eine Schlüsselkomponente auf dem Gebiet der Palliativmedizin. Es ist von entscheidender Bedeutung, dass professionelle Gesundheits- und Krankenpflegepersonen, die mit Kindern mit lebensbedrohlichen und lebensbegrenzenden Krankheiten arbeiten, effektive Kommunikationsfähigkeiten besitzen. Die Art und Weise, wie eine Diagnose der Familie mitgeteilt wird, kann tiefgreifende Auswirkungen darauf haben, wie diese in der darauffolgenden Zeit (Monate/Jahre) damit fertig werden können. Die Fähigkeit, mit der Familie einfühlsame und ehrliche

Gespräche über die Optionen in der palliativen Versorgung zu sprechen, kann als sehr trostspendend empfunden werden (Atout, Hemingway, & Seymour, 2018). Die Art der Informationsvermittlung spielt also eine entscheidende Rolle in der Unterstützung des Kindes und dessen Familie in der terminalen Phase und ist essenziell für die Erstellung einer guten palliativen Beziehung. Für professionelle Gesundheits- und Krankenpflegepersonen ist es aber auch sehr wichtig, im Interesse des Kindes zu handeln (Aldridge et al., 2017). Eine offene und ehrliche Diskussion mit den Eltern über ihre eigenen Ängste kann aufschlussreich sein und sie dazu befähigen, alternative Bewältigungsmöglichkeiten zu finden, um besser auf die aktuellen Bedürfnisse ihres Kindes eingehen zu können. Es ist sehr wichtig, dass alle Beteiligten die Herausforderung der Diskussion annehmen und vor allem professionelle Gesundheits- und Krankenpflegepersonen sensibel mit der Familie zusammenarbeiten, um in solchen Situationen mehr Offenheit zu ermöglichen.

Wichtig ist zu erfahren, wie viel ein Kind über dieses heikle Thema sprechen und erkunden möchte (Aldridge et al., 2017). Anstatt zu überlegen, ob allen Kindern die Wahrheit gesagt werden solle, ist es für professionelle Gesundheits- und Krankenpflegepersonen wichtiger, den Schwerpunkt auf die Einschätzung des Bewusstseins zu legen, indem aufmerksam darauf gehört wird, was Kinder fragen und wie sie darauf reagieren (Dunlop, 2008). Es ist von Bedeutung, dass die Qualität und die Quantität der Gespräche über Tod und Sterben hinsichtlich Intensität, Zeitpunkt, Häufigkeit und Inhalt angemessen sind und die Familie eher befähigt, als unterminiert wird. Solche Diskussionen müssen sorgfältig auf das individuelle Kind zugeschnitten werden (Aldridge et al., 2017).

Professionelle Gesundheits- und Krankenpflegepersonen stehen in der Kommunikation mit sterbenden Kindern und deren Familien vor verschiedenen Herausforderungen und es ist für sie häufig schwierig zu beurteilen, wie viele Informationen weitergegeben werden sollen, bzw. wie sie sich in bestimmten Situationen angemessen verhalten und richtig handeln sollen (Atout et al., 2018).

1.2. Klärung zentraler Begrifflichkeiten

Kommunikation: Ein guter Informationsaustausch ist entscheidend für die Qualität der pädiatrischen Palliativpflege (Ekberg, Bradford, Herbert, Danby, & Yates, 2018).

Eine effektive Kommunikation gilt als wesentliche Voraussetzung für eine ganzheitliche und humanisierte Pflege. Durch diese kann die professionelle Gesundheits- und Krankenpflegeperson die Bedürfnisse des/r Patient*in erkennen und einfühlsam darauf eingehen (França, da Costa, Lopes, da Nóbrega, & França, 2013).

Pädiatrische Palliativpflege: Palliativpflege für Kinder wird definiert als „die aktive Gesamtbetreuung von Körper, Geist und Seele des Kindes und umfasst die Unterstützung der gesamten Familie. Sie beginnt mit der Diagnose einer Krankheit und setzt sich fort, unabhängig

davon, ob ein Kind eine auf die Krankheit gerichtete Behandlung erhält oder nicht" (Weltgesundheitsorganisation, 1998, p. 8, zit. n. Atout et al., 2018).
Kinder bedürfen einer anderen Dynamik in der Betreuung, da letztendlich meist die Eltern die rechtliche Verantwortung für die Entscheidungsfindung tragen (Ekberg et al., 2018). Die palliative Pflege bewahrt die physische, moralische, emotionale und spirituelle Integrität der Patient*innen, indem eine objektive und flexible Form der pflegerischen Versorgung bereitgestellt wird (França et al., 2013).
Das oberste Ziel der palliativen Pflege ist die Unterstützung der erkrankten Kinder dahingehend, dass deren Lebensqualität so gut als möglich erhalten bleibt. Sie beginnt mit der Erkennung und Analyse der Krankheit und setzt sich während des gesamten Krankheitsverlaufs fort, um körperliches, psychisches und soziales Leiden zu lindern. Die Palliativpflege gilt von hoher Qualität, wenn professionelle Gesundheits- und Krankenpflegepersonen in der Lage sind, eine enge Beziehung zum sterbenden Kind und dessen Familie aufzubauen (Melin-Johansson, Axelsson, Jonsson Grundberg, & Hallqvist, 2014).

1.3. Zielsetzung

Ziel dieser Arbeit ist es, die Rolle der professionellen Gesundheits- und Krankenpflegepersonen im palliativ pädiatrischen Setting zu klären. Wie können diese im kommunikativen Bereich interagieren, um sowohl für die Eltern, als auch für das betroffene Kind eine Unterstützungsfunktion einzunehmen. Wie gelingt es den professionellen Gesundheits- und Krankenpflegepersonen, eine unterstützende Beziehung aufzubauen und dadurch die Position einer Vertrauensperson einzunehmen? Des Weiteren soll mit dieser Literaturanalyse geklärt werden, mit welchen Herausforderungen die professionelle Gesundheits- und Krankenpflegeperson konfrontiert wird und welche Verhaltensweisen ihrerseits von Patient*innen und deren Eltern als fördernd und unterstützend, bzw. als hemmend empfunden werden.
In dieser systematischen Literaturarbeit wird unter anderem das Thema der Informationsvermittlung an das sterbende Kind aufgegriffen. Wie können Eltern ihren Kindern Informationen über deren Krankheit so vermitteln, dass diese die Möglichkeiten haben, die Informationen zu verstehen und damit umzugehen? Welchen Kommunikationsstrategien können sich sowohl die betroffenen Eltern, als auch professionelle Gesundheits- und Krankenpflegepersonen bedienen, um ein kindgerechtes Gespräch zu ermöglichen? Des Weiteren wird in diesem Zusammenhang auf die Rolle der professionellen Gesundheits- und Krankenpflegepersonen eingegangen. Wie muss diese interagieren, um für die Eltern eine unterstützende Position einzunehmen, indem sie diese auf das unausweichliche Thema des Todes vorbereiten?

2. Theoretischer Bezugsrahmen

In der Begleitung sterbender Kinder und deren Familien von Seiten der professionellen Gesundheits- und Krankenpflegeperson nimmt die Fürsorge um den jeweils anderen eine wesentliche Rolle ein. Professionelle Gesundheits- und Krankenpflegepersonen befinden sich in einer Position, in der sie sowohl zum erkrankten Kind, als auch zu dessen Familie eine vertrauensvolle und unterstützende Beziehung aufbauen können, um eine adäquate pflegerische Betreuung zu ermöglichen. Die „Middle Range Theory“ von Swanson, welche den Fokus auf „Caring“ – Fürsorge setzt, bietet sich deshalb an, den theoretischen Bezugsrahmen dieser systematischen Literaturarbeit darzustellen.

Swanson formulierte aus der Recherche mehrere Studien eine allgemeine Definition der Fürsorge, in der diese als eine pflegende Beziehung zu einer anderen Person, gegenüber der man ein persönliches Gefühl von Verpflichtung und Verantwortung empfindet, beschrieben wurde (Andershed & Olsson, 2009).

Swanson entwickelte in ihrer Theorie fünf Prozessschritte der Fürsorge, die sowohl von Masters, als auch Andershed & Olsson in deren jeweiligen Publikation wie folgt beschrieben wurden:

1. „Knowing“: Wissen ist das Bestreben, ein Ereignis zu verstehen, da es im Leben des/der Patient*in eine Bedeutung hat. Die Erfahrung des erkrankten Kindes mit der Situation, ist der Ausgangspunkt für das Verständnis. Swanson erklärte, dass es für professionelle Gesundheits- und Krankenpflegepersonen wichtig ist, nichts als selbstverständlich zu betrachten, sondern aufmerksam auf die jeweils andere Person zu hören und Hinweise zu bewerten. In diesem Prozessschritt sind sowohl professionelle Gesundheits- und Krankenpflegepersonen, als auch der/die Empfänger*in, in diesem Fall das erkrankte Kind, eingebunden.
2. „Being with“: Swanson meinte hier die Fähigkeit, emotional für das an einer lebensbedrohlichen Krankheit erkrankte Kind anwesend zu sein, Gefühle, wie Freude oder Trauer zu teilen, dieses als Individuum anzusehen und die Bedeutung dessen Erfahrungen zu verstehen. „Being with“ ist ein Prozessschritt, der über das Wissen hinausgeht und die emotionale Öffnung für die Realität des Kindes und somit die Möglichkeit, dessen Situation zu verstehen, beinhaltet.
3. „Doing for“: Dieser Schritt umfasst Maßnahmen, die hilfreich, schützend, oder komfortabler sind und die das erkrankte Kind normalerweise selbst ausführen würde, wenn dies möglich wäre. Zu den pflegerischen Handlungen des Tuns gehört es, Bedürfnisse vorherzusehen, kompetent und geschickt zu handeln und das Kind zu schützen und zu trösten, während dessen Würde erhalten bleibt.
4. „Enabling“: Das Aktivieren durch die professionelle Gesundheits- und Krankenpflegeperson ermöglicht dem sterbenden Kind die Passage von Lebensübergängen oder unbekannten Ereignissen. Ziel ist es, die Fähigkeit des Kindes sich selbst zu pflegen oder zu heilen zu fördern.

„Enabling“ beinhaltet die Konzentration auf das Informieren, Erklären, Unterstützen, Zulassen und Bestätigen von Gefühlen, das Generieren von Alternativen, das Nachdenken und das Geben von positiven Rückmeldungen.

5. „Maintaining belief“: Glauben zu bewahren bedeutet, an die Fähigkeiten des sterbenden Kindes zu glauben, diesem mit Wertschätzung zu begegnen und eine Hilfestellung zu bieten, um Ereignisse zu meistern. Swanson schlug vor, dass professionelle Gesundheits- und Krankenpflegepersonen selbst in aussichtslosen Situationen Vertrauen schaffen und einen realistischen Optimismus bieten (Andershed & Olsson, 2009; Masters, 2015).

In ihrer Studie aus dem Jahr 1993 beschrieb Swanson, dass das Wohlbefinden der Patient*innen als beabsichtigtes Ereignis betrachtet wird (Andershed & Olsson, 2009). Wenn sich die professionelle Gesundheits- und Krankenpflegeperson die Zeit nimmt, die fünf Prozessschritte „knowing“, „being with“, „doing for“, „enabling“ und „maintaining belief“ zu erfüllen, erhält der/die Patient*in ein Gefühl der Ganzheitlichkeit – das heißt, er/sie fühlt sich verstanden, wertgeschätzt, geborgen und getröstet, befähigt und voller Hoffnung für die Zukunft (Smith & Parker, 2015). Die Aufrechterhaltung des Glaubens an die Fähigkeiten des/der Patient*in, ist für Swanson die Basis der professionellen Gesundheits- und Krankenpflege. Sie war der Annahme, dass ein Zusammenhang zwischen den Begriffen „Person“, „Umwelt“, „Gesundheit/Wohlbefinden“ und „Pflege“ besteht, der grundlegend für die Bereitstellung einer fürsorglichen pflegerischen Versorgung ist (Andershed & Olsson, 2009).

3. Methodik

Im folgenden Kapitel werden die Fragestellungen, mit welchen sich diese Arbeit beschäftigen wird, festgelegt. Der Vorgang der durchgeführten Literaturrecherche wird thematisiert und die verwendeten Suchbegriffe, sowie die Ein- und Ausschlusskriterien, die zur verwendeten Literatur hinführten, tabellarisch dargestellt.

3.1. Fragestellungen

Die Autorin der vorliegenden systematischen Literaturrecherche möchte durch die Analyse von verschiedenen Publikationen die folgenden Forschungsfragen beantworten.

(1) Wie erfolgt eine fördernde/unterstützende Kommunikation von Seiten der professionellen Gesundheits- und Krankenpflegepersonen mit den an einer lebensbedrohlichen Krankheit leidenden Kindern und deren Eltern?

(2) Welche Kommunikationsstrategien eignen sich für Eltern, um ihrem todkranken Kind verständlich zu machen, dass es sterben wird?

3.2. Literaturrecherche

Bei dieser Arbeit handelt es sich um eine systematische Literaturarbeit. Die Literaturrecherche umfasste den Zeitraum zwischen Dezember 2018 und März 2019 und erfolgte anhand diverser Online-Datenbanken, wie jene der Universität Wien oder der MedUni Wien. Ein Großteil der verwendeten Literatur wurde aus den Online-Katalogen PubMed, CINAHL, Science Direkt, Google Scholar und Springer Link entnommen. Jedoch erwies sich auch die Recherche in diversen Pflegezeitschriften, wie „Journal of Advanced Nursing", „Journal of Clinical Nursing", oder „Journal of Palliative Medicine" als äußerst hilfreich. Die manuelle Recherche nach Büchern in der Bibliothek der Fachhochschule Campus Wien erwies sich als weniger erfolgreich, da die Auswahl sehr beschränkt war, weshalb diese fast ausschließlich für die Erstellung des theoretischen Hintergrundes genutzt wurde. Eine genauere Darstellung des Recherchevorgangs bzgl. der Trefferquote in den unterschiedlichen Datenbanken und Online-Katalogen bietet das Suchprotokoll im Anhang der Literaturarbeit.
Die verwendete Literatur wurde anhand englischer und deutschsprachiger Suchbegriffe gewonnen. Für die Recherche in englischer Sprache wurden die Begriffe „communication", „explanation", palliative care", „nursing", „caring", „children", „parents", „dying", „barriers", „communication

strategies“, „paediatric patients“, sowie „Swanson“ und „Theory“ durch die Boole'schen Operatoren in Zusammenhang gebracht. Für die Recherche in deutscher Sprache wurden die Begriffe „Palliativ“, „Pädiatrie“, „Kinder“, „Pflege“, „Tod“, „Kommunikation“, „Gespräche“, „Eltern“ und „Gesundheits- und Krankenpflegepersonen“ verwendet und erneut durch die Boole'schen Operatoren in Zusammenhang gebracht.

Englische Suchbegriffe	**Deutsche Suchbegriffe**
Communication	Palliativ
Explanation	Pädiatrie
Palliative care	Kinder
Nursing	Pflege
Caring	Tod
Children	Kommunikation
Parents	Gespräche
Dying	Eltern
Barriers	Gesundheits- und Krankenpflegepersonen
Communication strategies	
Paediatric patients	
Swanson	
Theory	

Tabelle 1: Suchbegriffe, eigene Darstellung, 2019

Die Einschlusskriterien umfassten Publikationsarten in Form von Artikeln, Bücher, Zeitschriften oder Studien, die im Zeitraum von 01. Januar 2014 bis 01. Januar 2019 in englischer oder deutscher Sprache publiziert wurden. Die befragten Personen waren Kinder oder Jugendliche, deren Eltern, Familienangehörige oder professionelle Gesundheits- und Krankenpflegepersonen. Die Themenbereiche umfassten die Informationsvermittlung, Kommunikationsstrategien, sowie den Beziehungsaufbau. Das fokussierte Setting ist ein stationäres, in Form einer pädiatrischen Station oder pädiatrischen Intensivstation.

Studien, die den Umgang zwischen Ärzt*innen und den erkrankten Patient*innen bzw. vor allem die Schmerztherapie fokussierten, wurden nicht in die Literaturanalyse eingeschlossen. Aber auch Literatur, die in Form von Bachelor-, oder Masterarbeiten, vor dem 31. Dezember 2013, in anderen Sprachen außer Deutsch oder Englisch publiziert wurden und den Fokus auf Patient*innen im Erwachsenenalter legten, wurde in der vorliegenden Arbeit nicht mitaufgenommen.

Während der Recherche stellte sich heraus, dass ausreichend Studien zu finden waren, jedoch überschritten viele der Studien die Fünfjahresgrenze, oder erfüllte nicht alle wissenschaftlichen Kriterien. Andere Studien gingen nicht wirklich auf die Kommunikation im pädiatrischen palliativen Setting, sondern viel mehr auf Symptommanagement, oder auf die Kommunikation zwischen Ärzt*innen und Familienangehörigen ein.

	Einschlusskriterien	Ausschlusskriterien
Bereich / Inhalt	Stationäre Betreuung Beziehungsaufbau Palliativpädiatrie Pädiatrische Intensivstation Kinder und Jugendliche und deren Eltern Familienangehörige Kommunikationsstrategien Informationsvermittlung Professionelle Gesundheits- und Krankenpflegepersonen	Schmerztherapie Ärzt*innen
Patienten	Kinder Jugendliche	Erwachsene Patient*innen
Publikationsarten	Artikel Bücher Zeitschriften Studien	Bachelor- und Masterarbeiten
Publikationszeitraum	01.01.2014 – 01.01.2019	31.12.2013 und vorher
Sprache	Deutsch Englisch	Alle anderen Sprachen

Tabelle 2: Ein- und Ausschlusskriterien, eigene Darstellung, 2019

Die Suche nach passender Literatur in deutscher Sprache erwies sich als sehr schwierig, weshalb fast ausschließlich Literatur in englischer Sprache verwendet wurde. Für die Problemdarstellung wurden unter anderem zwei Artikel herangezogen, von welchen einer im Jahr 2008 publiziert wurde und somit die Fünfjahresgrenze überschreitet. Dieser Artikel wurde nur sehr gering in die Problemdarstellung miteinbezogen, ging jedoch trotzdem sehr gut auf die Kommunikation im pädiatrischen palliativen Setting zwischen Eltern, professionellen Gesundheits- und Krankenpflegepersonen und den erkrankten Kindern ein und beschrieb die jeweilige Perspektive ausführlich. Auch zur Erstellung des theoretischen Bezugsrahmens wurde auf eine Literaturarbeit aus dem Jahr 2009 zurückgegriffen. Zwei weitere Studien, welche in die Ergebnisdarstellung miteingebunden wurden, stammen aus dem Jahr 2013. Da diese sehr ausführlich auf unterschiedliche Kommunikationsstrategien von professionellen Gesundheits- und Krankenpflegepersonen mit den erkrankten Kindern und deren Eltern im pädiatrischen Palliativsetting eingingen, wurden sie trotz der Überschreitung der Zeitgrenzen in die vorliegende Literaturarbeit miteinbezogen.

Bei den verwendeten Studien handelt es sich überwiegend um einen qualitativen Forschungsansatz, aber auch systematische Literaturanalysen und Studien mit einem quantitativen Forschungsansatz wurden in die Arbeit miteingeschlossen.

In einer primären Analyse wurden die Studien nach Titel und Abstrakt-Analyse selektiert. Studien, die die gesetzten Einschlusskriterien erfüllten, wurden in einem zweiten Verfahren gelesen und relevante Textstellen markiert. Des Weiteren wurden die verwendeten Studien anhand des Beurteilungsbogen nach Brandenburg, Panfil, und Mayer (2007) kritisch beurteilt, welcher beispielhaft im Anhang der Arbeit angeführt wird.

Die selektierten Studien werden im nachfolgenden Kapitel in Form einer deskriptiven Darstellung anhand des EME-Formats (Einleitung, Methodik, Ergebnisse) veranschaulicht dargestellt.

4. Ergebnisse

Aus der Literaturrecherche erwiesen sich dreizehn Referenzen für die Erstellung des Ergebnisteils dieser Arbeit als sehr passend. Die recherchierten Studien werden in einem ersten Schritt tabellarisch dargestellt, um einen kurzen Überblick zu vermitteln. Anschließend werden die Publikationen anhand des EME-Formats (Einleitung, Methodik, Ergebnisse) deskriptiv dargestellt. Im Kapitel der Synthese werden die zentralen Ergebnisse dieser zueinander in Beziehung gesetzt, indem die Position der unterschiedlichen Autor*innen herausgearbeitet wird. Die Ergebnisse werden anschließend nochmals nach der Quintessenz zusammengefasst.

4.1. Tabellarische Darstellung

Autor*in, Titel, Jahr, Land	Ziel, Studiendesign	Sample, Setting, Ein- und Ausschlusskriterien	Datenerhebung, Datenauswertung	Ergebnisse
Atout, M., Hemingway, P. & Seymour, J.; **The practice of mutual protection in the care of children with palliative care needs: A multiple qualitative case study approach from Jordan** 2018 Jordanien	Ziel: Diese Studie stützte sich auf den Aspekt, die Erfahrungen bezüglich der Kommunikation in der Pflege von Kindern mit Palliativpflegebedürfnissen zu untersuchen. Der Fokus lag auf den Erfahrungen mit der Offenlegung von Informationen zwischen Kindern, Müttern und Angehörigen der Gesundheitsberufe in Jordanien zu ermitteln. Studiendesign - Kollektiv qualitativer Ansatz	Sample: - 15 Mütter von 15 erkrankten Kindern, wovon elf im Schulalter, eines im Vorschulalter und drei noch im Kleinkindalter waren - 21 professionelle Gesundheits- und Krankenpflegepersonen Setting: - Drei pädiatrische Abteilungen - Eines der größten öffentlichen Krankenhäuser in Amman, Jordanien Einschlusskriterien - Kinder im Alter von eins bis zwölf Jahren - Die erkrankten Kinder befanden sich in palliativer Behandlung - Teilnehmer*innen stimmten der Teilnahme an der Studie zu - Jenes Familienmitglied, das sich am meisten um das sterbende Kind kümmerte	Datenerhebung: - Methode der Teilnehmerbeobachtung - Befragung mittels teilstrukturierter Interviews - Beobachtet und befragt wurden Mütter und professionelle Gesundheits- und Krankenpflegepersonen der erkrankten Kinder Datenanalyse - Die Daten wurden nach den von Stake (2006) vorgeschlagenen Rahmen der Datenanalyse ausgewertet - Anschließend wurde eine Fallanalyse durchgeführt - Themen und Unterthemen der einzelnen Fälle wurden systematisch extrahiert - Ähnlichkeiten, Unterschiede und Widersprüche wurden identifiziert	- „Mutual protection" - „Protection by children" - „Protection by parents and professionals" - „Maintaining professional boundaries"

Autor*in, Titel, Jahr, Land	Ziel, Studiendesign	Sample, Setting, Ein- und Ausschlusskriterien	Datenerhebung, Datenauswertung	Ergebnisse
Ekberg, S., Bradford, N. K., Herbert, A., Danby, S., & Yates, P. **Helathcare users' experiences of communicating with healthcare professionals about children who have life-limiting conditions: A qualitative systematic review** 2018	<u>Ziel:</u> Ziel der Literaturanalyse war die Verbesserung des Verständnisses für eine effektive Kommunikation mit Kindern, die an einer lebensbedrohlichen Krankheit leiden, indem die Erfahrungen von Patient*innen und deren Eltern in Bezug auf die Kommunikation mit professionellen Gesundheits- und Krankenpflegepersonen untersucht wurden. <u>Studiendesign</u> - Qualitative systematische Literaturanalyse	<u>Sample:</u> - 29 Studien aus elf verschiedenen Ländern <u>Einschlusskriterien</u> - Publikation in englischer Sprache - Publikationen ab 1990 - Kinder und Jugendliche mit lebensbedrohlichen Krankheiten, sowie deren Eltern - Weitere Familienmitglieder und Erziehungsberechtigte <u>Ausschlusskriterien</u> - Studien, die sich primär auf die Diagnose konzentrieren - Studien, die sich auf Empfehlungen zur Kommunikation konzentrieren und nicht tatsächlichen Kommunikationserfahrungen	<u>Datenerhebung</u>: - April 2016 bis Mai 2017 Die Datenerhebung erfolgte mittels Literaturrecherche in folgenden Datenbanken: - MEDLINE - PubMed - CINAHL - Embase - PsycINFO - Scopus - Web of Science - ProQuest - Science Direct <u>Datenanalyse</u> - Synthetisieren unter Verwendung systematischer Analysemethoden - Verwendung qualitativer Analysesoftware NVivo - Daten in NVivo wurden kodiert	- „Information" - „Emotion" - „Collaboration" - „Relationship"

Autor*in, Titel, Jahr, Land	Ziel, Studiendesign	Sample, Setting, Ein- und Ausschlusskriterien	Datenerhebung, Datenauswertung	Ergebnisse
Montgomery, K. E., Sawin, K. J. & Hendricks-Ferguson, V. **Communication during palliative care and end of life – Perceptions of experienced pediatric oncology nurses;** 2017 Vereinigte Staaten	Ziel: Das Ziel dieser Studie bestand darin, die Gemeinsamkeiten der Wahrnehmungen von erfahrenen professionelle Gesundheits- und Krankenpflegepersonen hinsichtlich der Kommunikation während der terminalen Phase, sowie der Wahrnehmung von Barrieren und Unterstützungsmöglichkeiten für eine effektive Kommunikation zu beschreiben. Studiendesign - Qualitatives, empirisch phänomenologisches Design	Sample: - 24 pädiatrische professionelle Gesundheits- und Krankenpflegepersonen - Drei allgemeine professionelle Gesundheits- und Krankenpflegepersonen Setting: Drei großen Kinderkliniken im mittleren Westen der Vereinigten Staaten. Einschlusskriterien Professionelle Gesundheits- und Krankenpflegepersonen, die: - Mindestens ein Jahr, - Ein bis fünf Jahre, - Mehr als fünf Jahre in diesem Setting tätig waren - Die Beherrschung der englischen Sprache - Die Bereitschaft, die Erfahrungen in der Gruppe zu teilen	Datenerhebung: - Verwendung von zwölf Fokusgruppen - 19 teilstrukturierte Interviews mit offenen Fragen - Demografische Informationen wurden mithilfe eines Fragebogens erfasst Datenanalyse - Deskriptive Statistiken wurden verwendet, um die Stichprobenmerkmale zusammenzufassen Die Audioaufzeichnungen der Diskussionsrunden wurden: - Wörtlich transkribiert, - Von den Mitgliedern des Forscherteams diskutiert, - Kategorien formuliert	- „Evolution of palliative care / end of life care" - „Skill of knowing" - „Expanded essence of caring" - „Experienced nurse as committed advocate" - „Valuing individual response to grief"

Autor*in, Titel, Jahr, Land	Ziel, Studiendesign	Sample, Setting, Ein- und Ausschlusskriterien	Datenerhebung, Datenauswertung	Ergebnisse
Tenniglo, L. J. A., Loeffen, E. A. H., Kremer, L. C. M., Font-Gonzalez, A., Mulder, R. L., Postma, A., Naafs-Wilstra, M. C., Grootenhuis, M. A., van de Wetering, M. D. & Tissing, W. J. E. **Patients‘ and parents‘ views regarding supportive care in childhood cancer** 2017 Niederlande	<u>Ziel:</u> Das Ziel dieser Studie war die Erörterung der Themen, die von Kinderkrebspatient*innen und deren Eltern als wichtig erachtet wurden, sowie der Rolle, die pädiatrische Krebspatient*innen und deren Eltern bei der Entscheidungsfindung einnehmen möchten. <u>Studiendesign</u> - Qualitative Erhebungsmethode	<u>Sample:</u> - Neun Väter und Mütter - Fünf Mädchen - Sechs Jungen <u>Setting:</u> - Pädiatrisch onkologische Abteilungen - Universitätsklinikum Groningen - „Academic Medical Center“, Amsterdam <u>Einschlusskriterien</u> - Eltern, deren Kind zum Zeitpunkt der Diagnose zwischen Null und 18 Jahre alt war - Patient*innen, die zum Zeitpunkt der Diagnose zwischen zwölf und 18 Jahre alt waren - Die Patient*innen mussten seit mindestens zwei Monaten in Behandlung sein - Die Behandlung durfte nicht länger als sechs Monate zurückliegen	<u>Datenerhebung</u>: Traditionelle Fokusgruppe (Eltern): - Ein/e neutraler/neutrale Moderator*in - Diskussion - Audioaufzeichnung Online-Fokusgruppe (Patient*innen): - Über einen Zeitraum von zwei Wochen in einem Online-Forum - Anonyme Beantwortung der veröffentlichten Themen <u>Datenanalyse</u> - ATLAS.ti Version 7.5.6 - Sorgfältiges Lesen der Transkripte - Thematische Analyse - Identifizierung von Themenbereichen	- „Care in the hospital“ - „Psychosocial care“ - „Care at home“ - „Somatic care“

Autor*in, Titel, Jahr, Land	Ziel, Studiendesign	Sample, Setting, Ein- und Ausschlusskriterien	Datenerhebung, Datenauswertung	Ergebnisse
Ferrell, B., Wittenberg, E., Battista, V. & Walker, G. **Nurses‘ experiences of spiritual communication with seriously ill children** 2016	Ziel: Ziel der Studie war es, die Erfahrungen von professionellen Gesundheits- und Krankenpflegepersonen mit sterbenden Kindern in Bezug auf Spiritualität zu verstehen, um Kommunikationsstrategien in diesem Bereich zu entwickeln. Studiendesign - Qualitative Erhebungsmethode	Sample: - 30 professionelle Gesundheits- und Krankenpflegepersonen Setting: - Drei Weiterbildungskurse für professionelle Gesundheits- und Krankenpflegepersonen im Jahr 2015 Einschlusskriterien: - Professionelle Gesundheits- und Krankenpflegepersonen, die an einem der drei Weiterbildungskurse für professionelle Gesundheits- und Krankenpflegepersonen im Jahr 2015 teilnahmen	Datenerhebung: - Verteilung von Umfragen, zur Erhebung der Erfahrungen mit schwerkranken und sterbenden Kindern und deren Familien Datenanalyse - Qualitative Antworten wurden mit einem iterativen Prozess der Themenanalyse transkribiert und induktiv analysiert - Transkripte wurden von Mitgliedern des Forschungsteams gelesen - Themenbereiche wurden durch ein Kodierungsschema identifiziert - Zitate wurden anschließend extrahiert, um die Themen näher zu veranschaulichen	- „Spiritual questioning“ - „Discussing the afterlife“ - „Sharing descriptions of heaven” - „Hearing god’s call” - „Role of nursing”

Autor*in, Titel, Jahr, Land	Ziel, Studiendesign	Sample, Setting, Ein- und Ausschlusskriterien	Datenerhebung, Datenauswertung	Ergebnisse
Stayer, D. & Lockhart, J. S. **Living with dying in the pediatric intensive care unit: A nursing perspective** 2016 Vereinigte Staaten	Ziel: Ziel der Studie war es, die Perspektiven professioneller Gesundheits- und Krankenpflegepersonen der pädiatrischen Intensivstation, sowie den Einfluss ihrer Erfahrung auf die palliative Versorgung von sterbenden Kindern und deren Familien, zu verstehen. Studiendesign - Hermeneutische Phänomenologie	Sample: - Neun weibliche professionelle Gesundheits- und Krankenpflegepersonen - Drei männliche professionelle Gesundheits- und Krankenpflegepersonen Setting: - Pädiatrische Intensivstation - Kinderkrankenhauses im Nordosten der Vereinigten Staaten Einschlusskriterien - Professionelle Gesundheits- und Krankenpflegepersonen, die als solche eingetragen waren - Professionelle Gesundheits- und Krankenpflegepersonen, die mindestens 18 Monate in der pädiatrischen Intensivstation arbeiteten - Die Bereitschaft, ihre Erfahrungen zu teilen	Datenerhebung: - Interviews mit offenen Fragen - Demografische Formulare mit neun Elementen - Feldnotizen, für die nonverbale Beobachtung - Audioaufzeichnung der geführten Interviews Datenanalyse - Daten wurden anhand der NVivo 9 (QSR International) Computersoftware ausgewertet - Die Audioaufzeichnungen wurden wörtlich transkribiert - Die erhobenen Daten wurden interpretiert und kontinuierlich geprüft - Themen wurden diskutiert und identifiziert	„Journey to death“ - „The emotional impact of the dying child” - „The emotional impact of the child's death” - „Concurrent grieving” - „Creating a peaceful ending” „A lifelong burden“ - „Parental burden of care“ „Challenges delivering care“ - „Maintaining hope for the family” - „Unnecessary pain” - „Unclear communication by physicians” - „Need to hear the voice of the child” - „Remaining respectful of parental wishes” „Maintaining self“ - „Collegial camaraderie and support, personal support” „Crossing boundaries“

Autor*in, Titel, Jahr, Land	Ziel, Studiendesign	Sample, Setting, Ein- und Ausschlusskriterien	Datenerhebung, Datenauswertung	Ergebnisse
Bloomer, M. J., O'Connor, M., Copnell, B., & Endacott; R. **Nursing care for the families of the dying child/infant in paediatric and neonatal ICU: Nurses emotional talk and sources of discomfort. A mixed methods study** 2015 Australien	<u>Ziel:</u> Ziel der Studie war es herauszufinden, wie professionelle Gesundheits- und Krankenpflegepersonen von pädiatrischen und neonatologischen Intensivstationen Familien vor und nach dem Tod eines Kindes/Säuglings begleiten. Des Weiteren möchte die Perspektive von professionellen Gesundheits- und Krankenpflegepersonen in Bezug auf ihre Bereitschaft/Fähigkeit, familiäre Pflege bereitzustellen und eine inhaltlich emotionale Sprache zu verwenden, analysiert werden. <u>Studiendesign</u> - „Mixed methods study“ - Qualitative Erhebungsmethode - Quantitative Erhebungsmethode	<u>Sample:</u> - 22 registrierte professionelle Gesundheits- und Krankenpflegepersonen <u>Setting:</u> - Neonatologische Intensivstation - Pädiatrische Intensivstation - Zwei australische Krankenhäuser <u>Einschlusskriterien</u> - Die Tätigkeit als eingetragene professionelle Gesundheits- und Krankenpflegepersonen - Professionelle Gesundheits- und Krankenpflegepersonen wiesen mindestens ein Jahr Erfahrung in der neonatologischen oder pädiatrischen Intensivpflege auf - Professionelle Gesundheits- und Krankenpflegepersonen haben mindestens ein Kind/Säugling in der palliativen Phase betreut	<u>Datenerhebung</u>: - Fokusgruppen - Einzelbefragung - Schriftliche Einwilligung - Teilstrukturierter Befragungsansatz - Die verwendeten Fokusgruppen und Einzelbefragungen wurden Audioaufgezeichnet und wörtlich transkribiert <u>Datenanalyse</u> - Zwei unabhängige Forscher analysierten die narrativen Daten mittels induktiver Inhaltsanalyse - Die anschließende Transkript-Analyse erfolgte anhand der „Linguistic Inquiry and Word Count-Software" (LIWC), welches anhand eines linguistischen Untersuchungsansatzes die emotionale Sprache der Teilnehmer*innen untersuchte - Die Ergebnisse der LIWC-Analyse wurden kodiert und in das Computerprogramm SPSS eingegeben	- „Preparing for death“ - „Communication challenges“ - „The nurse-family relationship“ - „Resilience“ - „Emotionale Inhaltsanalyse“

Autor*in, Titel, Jahr, Land	Ziel, Studiendesign	Sample, Setting, Ein- und Ausschlusskriterien	Datenerhebung, Datenauswertung	Ergebnisse
Jalmsell, L., Kontio, T., Stein, M., Henter, J. I. & Kreicbergs, U. **On the child's own initiative – Parents communicate with their dying child about death** 2015 Schweden	Ziel: Ziel der Studie war es herauszufinden, wie Eltern mit ihrem sterbenden Kind über den Tod kommunizierten. Studiendesign - Qualitative Erhebungsmethode	Sample: - 449 Eltern nahmen an der Studie teil Einschlusskriterien - Eltern, deren Kind während eines Zeitraums von sechs Jahren an einer malignen Erkrankung starb - Die erkrankten Kinder und Jugendlichen erhielten die Diagnose vor dem17. Lebensjahr - Die erkrankten Kinder und Jugendlichen starben vor dem 25. Lebensjahr - Die teilnehmenden Personen wurden in einem der nördlichen Länder geboren - Die teilnehmenden Personen sprachen und verstanden Schwedisch	Datenerhebung: - Eltern bestätigten die Teilnahme telefonisch - Fragebögen wurden an diese per Post zugeschickt - Fragebögen enthielten geschlossenen und offenen Fragestellungen Datenanalyse - Qualitative Inhaltsanalyse der schriftlichen Kommentare - Themenbereiche wurden identifiziert und charakterisiert	- „Communication about death by using narratives" - „Talking about friends and family that had died, or about death itself" - „Talking about life after death" - „Preparing for death through practical preparations"

Autor*in, Titel, Jahr, Land	Ziel, Studiendesign	Sample, Setting, Ein- und Ausschlusskriterien	Datenerhebung, Datenauswertung	Ergebnisse
Kassam, A., Skiadaresis, J., Alexander, S. & Wolfe, J. **Differences in end-of-life communication for children with advanced cancer who were referred to a palliative care team** 2015 Toronto, Kanada	Ziel: Das Ziel dieser Studie bestand darin, die pflegerische Versorgung von Krebspatient*innen im Kindesalter zu optimieren, indem professionelle Gesundheits- und Krankenpflegepersonen darüber informiert wurden, welche Patient*innen-, Familien- und Systemfaktoren die Kommunikation am Lebensende beeinflussen. Studiendesign - Quantitative Erhebungsmethode	Sample: - 75 Eltern von Kindern, die zwischen 2005 und 2011 an einer malignen Erkrankung gestorben sind Setting: - „Hospital for Sick Children" in Toronto, Kanada Einschlusskriterien - Die befragten Personen leben in Nordamerika - Die befragten Personen sprechen die englische Sprache - Das Kind starb vor mindestens sechs Monaten an einer malignen Erkrankung - Der/die primäre Onkolog*in des Kindes gestattete die Kontaktaufnahme mit der Familie Ausschlusskriterien - Eltern, deren Kind innerhalb von vier Wochen an der Diagnose starb	Datenerhebung: - Fragebögen wurden per Post in Briefform an die teilnehmenden Eltern ausgehändigt - Im Rahmen einer größeren Studie erhielten die Eltern eine Liste mit 20 zentralen Elementen der Palliativversorgung Datenanalyse - Die Analyse wurde unter Verwendung des statistischen SAS-Softwarepakets von SAS durchgeführt	- „Characteristics of children" - „Characteristics of parents" - „Factors associated with palliative care referral" - „End-of-life communication outcomes"

Autor*in, Titel, Jahr, Land	Ziel, Studiendesign	Sample, Setting, Ein- und Ausschlusskriterien	Datenerhebung, Datenauswertung	Ergebnisse
Van der Geest, I. M. M., van den Heuvel-Eibrink, M. M., van Vliet, L. M., Plujim, S. M. F., Streng, I. C., Michiels, E. M. C., Pieters, R. & Darlington, A.-S. E. **Talking about death with children with incurable cancer: Perspectives from parents** 2015 Niederlande	Ziel: Ziel der Studie war die Ermittlung: - Des Anteils der Eltern in der folgenden Kohorte, die das Thema Tod offen mit ihren kranken Kindern diskutierten - Der Gründe der Eltern, für das Nichtansprechen dieses Themas - Wie Eltern mit ihren Kindern über das Thema Tod sprachen - Wie Eltern ihre Entscheidung retrospektiv betrachteten Studiendesign - Qualitative Erhebungsmethode	Sample: - 123 Eltern von 135 Kinder wurden kontaktiert - 86 davon sendeten den beantworteten Fragebogen zurück Setting: - „Erasmus medical Centre – Sophia Children's Hospital, Department of paediatric oncology/haematology", Rotterdam, Niederlande Einschlusskriterien - Das Kind starb an seiner Erkrankung zwischen den Jahren 2000 und 2004	Datenerhebung: - Den Studienteilnehmer*innen wurde ein Fragebogen mit offenen Fragestellungen, sowie ein Informationsblatt und eine Einverständniserklärung per Post zugeschickt Datenanalyse - Auswertung der deskriptiven Analyse anhand SPSS ver. 21.0 - Auswertung der Zitate anhand Kodierung und Qualitätsprüfung	„Talking about death" „Parents' reasons for not discussing death with their child" - „Parents' inability to discuss the subject of death with the child" - „Parents' desire to protect their child" - „Views about talking to a child" - „Parents' views of child characteristics" - „The child's unwillingness to discuss the subject of death" - „Lack of opportunity to talk about death" „Parents who discussed their child's death with the child" „Parents' feelings regarding either discussing or not discussing death with their children"

Autor*in, Titel, Jahr, Land	Ziel, Studiendesign	Sample, Setting, Ein- und Ausschlusskriterien	Datenerhebung, Datenauswertung	Ergebnisse
Melin-Johansson, C., Axelsson, I., Jonsson Grundberg, M. & Hallqvist, F. **When a child dies: Parents' experiences of palliative care – An integrative literature review** 2014 Schweden	Ziel: Das Ziel dieser integrativen Literaturübersicht bestand darin, die Erfahrungen der Eltern mit der palliativen Betreuung, wenn ein Kind in der Familie stirbt bzw. gestorben ist, zu ermitteln. Studiendesign - Integrative Literaturübersicht	Sample: Neun Studien: - Sechs qualitative Studien - Drei quantitative Studien Setting: - Die Studien wurden in den Vereinigten Staaten, Australien und Kanada durchgeführt. Einschlusskriterien - Studien in englischer Sprache - Studien in schwedischer Sprache Ausschlusskriterien - Studien, die sich nicht in erster Linie auf die Erfahrungen der Eltern mit der Betreuung des Kindes konzentrierten - Studien, die nur die Erlebnisse nach dem Tod des Kindes beschrieben - Studien, die sich auf akute Todesfälle und Todesfälle auf Intensivstationen bezogen - Studien, die sich nur auf die Wahrnehmung der medizinischen Versorgung durch die Eltern konzentrierten	Datenerhebung: Die Datenerhebung erfolgte mittels Literaturrecherche in folgenden Datenbanken: - PubMed - PsycInfo - CINAHL Datenanalyse Die Studien wurden: - Mehrmals gelesen - Ins schwedische übersetzt - Interpretiert - Klassifiziert	„Sincere communication" - „Delivery information" - „Transmission of information" - „Conversations about death" - „Decision-Making at the end of life" „Genuine relationships" - „Secure interaction" - „Empathy and presence" - „Uncertainty and abandomnent" - „Child-centered care" - „Continuity and availability"

Autor*in, Titel, Jahr, Land	Ziel, Studiendesign	Sample, Setting, Ein- und Ausschlusskriterien	Datenerhebung, Datenauswertung	Ergebnisse
França, J. R. F. d. S., da Costa, S. F. G., Lopes, M. E. L., da Nóbrega, M. M. L. & França, I. S. X. de. **The importance of communication in pediatric oncology palliative care: Focus on humanistic nursing theory** 2013 Brasilien	Ziel: Ziel der Studie war die Klärung folgender Frage: „Welche Bedeutung hat Kommunikation in der pädiatrischen onkologischen Palliativmedizin aus Sicht der professionellen Gesundheits- und Krankenpflegepersonen?“ Studiendesign - Qualitative Feldstudie	Sample: Professionelle Gesundheits- und Krankenpflegepersonen der pädiatrischen Station Setting: - Pädiatrische Station - Öffentliches Krankenhaus in Joao Pessoa, Brasilien Einschlusskriterien - Professionelle Gesundheits- und Krankenpflegepersonen, die seit mindestens einem Jahr im pädiatrisch palliativen Setting arbeiteten - Professionelle Gesundheits- und Krankenpflegepersonen, die während der Zeitspanne der Datenerfassung im stationären Setting tätig waren	Datenerhebung: - April bis Juni 2010 - Teilstrukturierte Interviews, die Audioaufgezeichnet wurden Datenanalyse - Empirischen Daten wurden qualitativ nach der 4. Phase der Pflegephänomenologie systematisiert und anschließend kategorisiert	- „Strategy to humanize nursing care with an emphasis on relieving the child's suffering” - „Strategy to strengthen ties of trust established between nurses and child”

Autor*in, Titel, Jahr, Land	Ziel, Studiendesign	Sample, Setting, Ein- und Ausschlusskriterien	Datenerhebung, Datenauswertung	Ergebnisse
Gaab, E. M., Owens, R. G. & MacLeod, R. D. **Primary caregivers' decisions around communicating about death with children involved in pediatric palliative care** 2013 Neuseeland	Ziel: Diese Studie zielte darauf ab, die Gründe primärer Betreuungspersonen (Mutter, Vater, Tante, Onkel, Großeltern) für das Meiden eines Gespräches über den bevorstehenden Tod mit dem sterbenden Kind und dessen Geschwistern, herauszufinden. Studiendesign - Qualitative Erhebungsmethode	Sample: - 19 primäre Betreuungspersonen aus elf Familien Setting: - Familien, die pädiatrische Palliativversorgung folgender Organisationen in Anspruch nahmen: - „Starship Children´s Hospital" - „Child Cancer Foundation" - „Heart Children Foundation" - "True Colors" Einschlusskriterien - Personen, die als primäre Betreuungsperson der sterbenden Kinder fungierten - Das erkrankte Kind befand sich zum Zeitpunkt der Datenerhebung in palliativer Betreuung - Der Tod des Kindes lag etwa sechs Monate oder mehr zurück - Die Beherrschung der englischen Sprache - Ein angemessenes Alter	Datenerhebung: - Der Erstkontakt wurde mittels Telefonanrufes hergestellt - Interviews wurden in der Wohnung oder am Arbeitsplatz der primären Betreuungsperson durchgeführt - Die Dauer der Befragung umfasste 25 bis 93 Minuten und wurde audioaufgezeichnet Datenanalyse - Die Interviews wurden transkribiert und analysiert - Zur induktiven thematischen Analyse wurde die „Braun-Clark-Methode" angewandt - Die Qualitative Analyse erfolgte anhand des Computerprogrammes „NVivo" (QSR International, Melbourne, Australien) - Die transkribierten Interviews wurden mehrmals gelesen und Themenbereiche gebildet - Zitate wurden auf einer semantischen Ebene kodiert, ohne dass die Aussagen interpretiert wurden	„Reasons for avoiding talking about death described by primary caregivers" - „Avoiding negative changes in relationships" - „Avoiding negative changes in emotions" - „Avoiding negative changes in perceptions" „Reasons for talking about death described by primary caregivers" - „Acknowledging" - „Enabling" - „Teaching"

Tabelle 3: Tabellarische Literaturdarstellung, eigene Darstellung, 2019

4.2. Deskriptive Darstellung

The practice of mutual protection in the care of children with palliative care needs: A multiple qualitative case study approach from Jordan (Atout et al., 2018)

Einleitung: Kommunikation ist eine Schlüsselkomponente auf dem Gebiet der Palliativmedizin. Es ist von entscheidender Bedeutung, dass professionelle Gesundheits- und Krankenpflegepersonen, die mit sterbenden Kindern arbeiten, effektive Kommunikationsfähigkeiten besitzen. Die Art und Weise, wie eine Diagnose oder Prognose einer Familie mitgeteilt wird, kann tiefgreifende Auswirkungen darauf haben, wie diese damit umgeht. Wenn Therapien versagt haben und das Kind sich dem Ende seines Lebens zuwendet, kann die Fähigkeit mit der Familie einfühlsame und ehrliche Gespräche über Palliativoptionen zu führen, Trost bieten. Oft möchten Eltern den bevorstehenden Tod nicht mit dem Kind besprechen und sind der Meinung, dass dieses Thema schwierig, schmerzhaft und schwer zu behandeln ist. Auch der kulturelle Hintergrund der Eltern nimmt Einfluss darauf, wie viele Informationen sie mit ihrem Kind über dessen tödliche Krankheiten teilen. Familien haben unterschiedliche Bedürfnisse hinsichtlich der Menge und Art der Informationen über die schwere Erkrankung ihres Kindes, wobei diese Informationen die elterlichen Ängste und Unsicherheiten lindern können. Professionelle Gesundheits- und Krankenpflegepersonen stehen vor verschiedenen Herausforderungen, wenn sie mit sterbenden Patient*innen oder ihren Familien kommunizieren und in vielen Situationen fühlen sie sich unvorbereitet, angemessen zu handeln oder sich angemessen zu verhalten. Diese Studie stützt sich auf den Aspekt, die Erfahrungen bezüglich der Kommunikation in der Pflege von Kindern mit Palliativpflegebedürfnissen zu untersuchen. Der Fokus lag auf den Erfahrungen mit der Offenlegung von Informationen zwischen den erkrankten Kindern, deren Eltern und professionellen Gesundheits- und Krankenpflegepersonen, um Implikationen für die interdisziplinäre palliative Pflegeausbildung und -praxis zu ermitteln.

Methodik: In dieser Studie wurde ein kollektiv qualitativer Ansatz der Fallstudie verwendet, um die Phänomene der Kommunikation zu untersuchen. Dieser war geeignet, um die vielfältige Art der Kommunikation zwischen Kindern, deren Angehörigen und professionellen Gesundheits- und Krankenpflegepersonen zu erfassen. Diese Studie wurde in einem der größten öffentlichen Krankenhäuser in Amman, Jordanien durchgeführt. Im Krankenhaus gab es drei pädiatrische Abteilungen, welche in den Geltungsbereich miteinbezogen wurden. Die Einschlusskriterien umfassten Kinder im Alter von 1 bis 12 Jahren, welche eine palliative Behandlung erhielten und der Teilnahme an der Studie zustimmten. Für diese Studie wurden nicht die Kinder selbst, sondern deren Familienangehörige bzw. jenes Familienmitglied, das sich am meisten um das sterbende Kind kümmerte (hier ausschließlich Mütter), zur Studienteilnahme eingeladen. Zur Datenerhebung wurde die Methode der Teilnehmer*innenbeobachtung, sowie die Befragung mittels teilstrukturierter Interviews angewandt. Die Daten wurden nach den von Stake (2006) vorgeschlagenen Rahmen der Datenanalyse ausgewertet. Anschließend wurde eine Fallanalyse durchgeführt, um die Themen und

Unterthemen der einzelnen Fälle systematisch zu extrahieren, sowie Ähnlichkeiten, Unterschiede und Widersprüche zu identifizieren.

Ergebnisse: Beobachtet und befragt wurden 15 Mütter, welche Unterstützung vom Vater des Kindes, der Großmutter mütterlicherseits oder der Schwägerin erhielten. Des Weiteren nahmen 21 professionelle Gesundheits- und Krankenpflegepersonen der erkrankten Kinder an der Studie teil.

„Mutual protection": Die Mütter versuchten ihre Kinder zu schützen, indem diese ihnen nur Teilinformationen übermittelten. Fast alle befragten Mütter lehnten es ab, den Kindern Informationen zu geben, die seelisches Leiden in Bezug auf ihre Krankheit verursachen würden.

„Protection by children": Andererseits versuchte auch die Mehrheit der Kinder ihre Eltern vor seelischem Leiden und besonders vor der Traurigkeit zu schützen. Sie verwendeten dazu unterschiedliche Techniken, wie etwa einen liebevollen Umgang mit der Mutter oder das Meiden von Gesprächen über die Krankheit und ihren aktuellen Zustand.

„Protection by parents and professionals": Die Familien spielten eine wichtige Rolle, wenn es darum ging, wie viel Informationen die betroffenen Kinder über ihre Krankheit erhielten. Professionelle Gesundheits- und Krankenpflegepersonen berücksichtigten die Wünsche der Familien, wenn sie mit den Kindern Gespräche über deren Krankheit führten. Die teilnehmenden Mütter waren sich fast alle einig, dass ihr Kind nur Teilinformationen erhalten soll, die dem Alter und deren Erkennungsfähigkeit angemessen waren. Darüber hinaus sollten die bereitgestellten Informationen nur ausreichen, um die kindliche Zusammenarbeit in Bezug auf die Behandlung sicherzustellen.

„Maintaining professional boundaries": Um sich vor emotional belastenden Situationen zu schützten, versuchten professionellen Gesundheits- und Krankenpflegepersonen innerhalb der beruflichen Grenzen zu bleiben, wenn sie Kinder und Eltern in der terminalen Phase begleiteten. Die Schaffung emotionaler Grenzen war dabei eine der wichtigsten Techniken, die professionelle Gesundheits- und Krankenpflegepersonen anwandten, um sich vor seelischem Leiden zu schützen (Atout et al., 2018).

Healthcare users' experiences of communicating with healthcare professionals about children who have life-limiting conditions: A qualitative systematic review (Ekberg et al., 2018)

Einleitung: Eine effektive Kommunikation ist für eine hochwertige pädiatrische Palliativpflege von großer Bedeutung. Kinder mit einer lebensbedrohlichen Krankheit und ihre Familien nennen die Kommunikation als eine der Hauptprioritäten in der palliativen Versorgung. Sterbende Kinder benötigen häufig eine andere Dynamik in deren Betreuung, da die Eltern meist die endgültige Verantwortung für die Entscheidungsfindung tragen. Aufgrund der anhaltenden körperlichen, emotionalen, sozialen, kognitiven und geistigen Abläufe der Kinder, ändern sich ihre Umstände stetig. Ekberg et al. (2018) zielten mit dieser Literaturanalyse darauf ab, das Verständnis für eine effektive Kommunikation mit Kindern, die an einer lebensbedrohlichen Krankheit leiden, zu verbessern, indem die Erfahrungen von Patient*innen und deren Eltern in Bezug auf die Kommunikation mit professionellen Gesundheits- und Krankenpflegepersonen untersucht wurden.

Methodik: Diese systematische Literaturanalyse legte den Fokus auf qualitative Studien, die seit dem Jahr 1990 in englischer Sprache publiziert wurden. Die Einschlusskriterien bezogen sich auf Kinder und Jugendliche mit lebensbedrohlichen Krankheiten, deren Eltern, weitere Familienmitglieder und Erziehungsberechtigte. Bezüglich des Ortes, an dem die Studie erhoben wurde, gab es keine Einschränkungen. Die Ausschlusskriterien umfassten Studien, welche sich primär auf die Erfahrung nach der Diagnose einer lebensbedrohlichen Krankheit konzentrierten bzw. Studien, die sich auf Empfehlungen zur Kommunikation konzentrierten und nicht auf tatsächliche Kommunikationserfahrungen. Die Literaturrecherche wurde in den Online-Datenbanken MEDLINE, PubMed, CINAHL, Embase, PsycINFO, Scopus, Web of Science, ProQuest und Science Direct durchgeführt. Diese begann im April 2016 und wurde im Mai 2017 nochmals überarbeitet. Die Ergebnisse der eingeschlossenen Studien wurden unter Verwendung thematischer Analysemethoden für systematische Literaturanalysen synthetisiert. Die qualitative Analysesoftware NVivo wurde verwendet, um die Analyse zu erleichtern. Die Daten in NVivo wurden anschließend kodiert, um unterschiedliche Arten von Kommunikationserfahrungen zu identifizieren.
Ergebnisse: 29 Studien aus elf verschiedenen Ländern wurden in die systematische Literaturanalyse aufgenommen. Insgesamt wurden in den Studien 914 Erwachsene, 25 Kinder mit einer lebensbedrohlichen Krankheit und 40 Geschwister mithilfe von teilstrukturierten Interviews befragt. Aus den 29 Studien kategorisierten sich vier Hauptthemenbereiche hervor.
Die erste Domäne „Information" umfasste das Thema der Informationsvermittlung. Die befragten Personen berichteten häufig über die Wichtigkeit einer offenen und ehrlichen Kommunikation mit professionellen Gesundheits- und Krankenpflegepersonen. Positiv bewertete Erfahrungen beinhalteten, dass diese sowohl ausführliche, als auch verständliche Erklärungen zu den verschiedenen Behandlungsoptionen bereitstellten und sich im Anschluss versicherten, dass der/die Patient*in bzw. dessen/deren Eltern die übermittelten Informationen auch verstanden haben. Manche der Befragten empfanden es als sehr angenehm und hilfreich, wenn diese Informationen von professionellen Gesundheits- und Krankenpflegepersonen mehrmals wiederholt wurden. Die am häufigsten negativ bewerteten Erfahrungen bezogen sich auf Situationen, bei denen eine unzureichende bzw. unklare Informationsvermittlung stattfand.
Die zweite Domäne „Emotion" umfasste den emotionalen Bereich. Die befragten Personen bewerteten Verhaltensweisen als positiv, in denen professionelle Gesundheits- und Krankenpflegepersonen ihnen auf einer der Situation angemessenen Gefühlsebene gegenübertraten. Des Weiteren wurde eine Kommunikation mit Mitgefühl und Sensibilität für Familienbedürfnisse als sehr angenehm empfunden. Häufig beschrieben professionelle Gesundheits- und Krankenpflegepersonen jedoch, dass die Informationsvermittlung für sie bereits routinemäßig stattfand und es deshalb manchmal zu einem Mangel an Mitgefühl kommen konnte.
Die dritte Domäne „Collaboration" umfasste den Bereich der Zusammenarbeit. Die aktive Beteiligung an Diskussionen und Entscheidungen war für die meisten Befragten eine positiv bewertete Erfahrung. Es gab jedoch Momente, in denen diese von der Erwartung, eine Entscheidung zu treffen, überfordert waren. Die Unterstützung in der Entscheidungsfindung von Seiten der professionellen

Gesundheits- und Krankenpflegepersonen wurde als besonders wichtig empfunden. Negativ empfundene Erfahrungen bezogen sich häufig auf das Gefühl, der Beteiligung an der Diskussion und Entscheidungsfindung entzogen worden zu sein.
Die vierte und letzte Domäne „Relationship“ umfasste den Bereich der Beziehung. Die Entwicklung und Pflege eines Vertrauensverhältnisses und die ständige Beziehung zu professionellen Gesundheits- und Krankenpflegepersonen führte gleichzeitig zu einer verbesserten Kommunikation. Die Befragten berichteten, dass ihnen dadurch ein Gefühl von Sicherheit und Verständnis von Seiten der professionelle Gesundheits- und Krankenpflegepersonen vermittelt wurde. Empfehlungen von professionellen Gesundheits- und Krankenpflegepersonen, mit denen die Eltern wenig oder gar nicht vertraut waren, wurden sehr schwer, bis gar nicht angenommen (Ekberg et al., 2018).

Communication during palliative care and end of life – Perceptions of experienced pediatric oncology nurses (Montgomery, Sawin, & Hendricks-Ferguson, 2017)

Einleitung: In der Palliativpflege und der Behandlung in der terminalen Phase ist Kommunikation ein zentraler Bestandteil für die erkrankten Kinder und deren Familien. Obwohl das Verständnis der Kommunikation während der terminalen Phase von allen professionellen Gesundheits- und Krankenpflegepersonen als wichtig empfunden wird, kann es hilfreich sein, die Erfahrungen der professionellen Gesundheits- und Krankenpflegeperson zu untersuchen, um somit die pflegerische Versorgung zu verbessern. Um Strategien für den Aufbau und die Aufrechterhaltung von Kompetenzen zu ermitteln, ist die Ermittlung von Merkmalen der Expert*innenpraxis in der professionellen Gesundheits- und Krankenpflege und das Verständnis über die erforderlichen Kenntnisse wichtig, um für Patient*innen in dieser schweren Zeit sorgen zu können. Das Ziel dieser Studie bestand darin, die Gemeinsamkeiten der Wahrnehmungen von erfahrenen professionellen Gesundheits- und Krankenpflegepersonen hinsichtlich der Kommunikation während der terminalen Phase, sowie der Wahrnehmung von Barrieren und Unterstützungsmöglichkeiten für eine effektive Kommunikation zu beschreiben.
Methodik: Diese Studie war Teil einer größeren „Multisite-Studie“, bei der ein qualitatives, empirisch phänomenologisches Design angewandt wurde. Die Datenerhebung erfolgte unter Verwendung von 12 Fokusgruppen mit pädiatrischen professionellen Gesundheits- und Krankenpflegepersonen aus dem onkologischen Bereich, welche in drei großen Kinderkliniken im mittleren Westen der Vereinigten Staaten tätig waren. 19 teilstrukturierte Interviews mit offenen Fragen wurden eingesetzt, um die Perspektiven erfahrener professioneller Gesundheits- und Krankenpflegepersonen bezüglich der Nutzung von Kommunikationsstrategien in der Betreuung sterbender Kinder zu untersuchen. Die teilnehmenden Personen waren entweder mindestens ein Jahr, ein bis fünf Jahre oder mehr als fünf Jahre in diesem Setting tätig. Die Ergebnisse dieser Studie ergaben sich aus einer Stichprobe von 27 professionellen Gesundheits- und Krankenpflegepersonen, die mehr als fünf Jahre Berufserfahrung hatten, englisch sprachen und bereit waren, ihre Erfahrungen in einer Gruppe zu

teilen. Der Diskussionsleitfaden bestand aus datengenerierenden Fragen, die sich auf Kommunikationserfahrungen mit Kindern während der palliativen Behandlung bezogen. Die demografischen Informationen wurden mithilfe eines Fragebogens erfasst. Deskriptive Statistiken wurden verwendet, um die Stichprobenmerkmale zusammenzufassen. Die Audioaufzeichnungen der Diskussionsrunden wurden wörtlich transkribiert, von den Mitgliedern des Forscher*innenteams diskutiert und gemeinsam Kategorien formuliert.

Ergebnisse: 24 pädiatrische und drei allgemeine professionelle Gesundheits- und Krankenpflegepersonen waren berechtigt an der Studie teilzunehmen.

„Evolution of palliative care / end of life care": Professionelle Gesundheits- und Krankenpflegepersonen beschrieben die Wichtigkeit der Kommunikation und einer vertrauensvollen Beziehung zwischen dem erkrankten Kind, dessen Familie, den professionellen Gesundheits- und Krankenpflegepersonen. Trotz einer wahrgenommenen positiven Entwicklung der pflegerischen Versorgung in der terminalen Phase, beschrieben professionelle Gesundheits- und Krankenpflegepersonen eine Konfrontation mit anhaltenden Herausforderungen. Ein Teil der befragten Personen beschrieb Situationen, in denen professionelle Gesundheits- und Krankenpflegepersonen nicht in die palliative Versorgung des Kindes miteinbezogen wurden bzw. von entscheidenden Gesprächen ausgeschlossen wurden. Dies konnte folglich zu Missverständnissen und ungewollten Verwirrungen des sterbenden Kindes oder eines Elternteils führen und somit unnötigen emotionalen Stress verursachen.

„Skill of knowing": Das zweite Kapitel beschrieb die Fähigkeit von professionellen Gesundheits- und Krankenpflegepersonen, spezifische Kommunikationsmuster für Eltern und erkrankte Kinder im palliativen Setting zu beurteilen und dementsprechend zu handeln. Die Erfahrung von professionellen Gesundheits- und Krankenpflegepersonen spiegelte sich in ihrer Fähigkeit wieder, das Verständnis der Eltern bzw. der Kinder anhand von Interaktionen zu bewerten und Unterstützung während und nach sensiblen Gesprächen bereitzustellen. Von großer Wichtigkeit war auch die Unterstützung der Eltern, indem sie in ihren Handlungen eine positive Rückmeldung erfuhren. Aber auch in Bezug auf die Akzeptanz der terminalen Phase, waren sowohl Eltern, als auch die erkrankten Kinder auf die Unterstützung seitens der professionellen Gesundheits- und Krankenpflegeperson angewiesen.

„Expanded essence of caring": Erfahrene professionelle Gesundheits- und Krankenpflegeperson besaßen die Fähigkeit, intime Momente aufzubauen und die körperliche und emotionale Bindung zwischen sterbenden Kindern und deren Familien unter komplexen terminalen Umständen zu fördern. Ein wichtiger und häufig außer Acht gelassener Aspekt der Kommunikation war das Abwägen von Botschaften der Hoffnung und des Realismus. Für die befragten Personen war es wichtig darauf zu achten, dass keine falschen Hoffnungen gemacht wurden und ein Gleichgewicht in der Gesprächsführung hergestellt wurde.

„Experienced nurse as committed advocate": Das fachkundige Kommunikationswissen einer professionellen Gesundheits- und Krankenpflegeperson in der terminalen Phase umfasste die Bereitstellung einer vorausschauenden Orientierungshilfe, das Herangehen an Problemen mit

kreativen Lösungen, das Erstellen einer fortgeschrittenen Pflegeplanung, die zur Abwendung von Krisen erforderlich ist und die Anerkennung der religiösen Überzeugungen.
„Valuing individual response to grief": Im palliativen Setting bestand des Weiteren die Notwendigkeit, Eltern ausreichend Zeit zur Verfügung zu stellen, um bereitgestellte Informationen in Ruhe verarbeiten zu können. Erfahrene professionelle Gesundheits- und Krankenpflegepersonen waren in der Lage, die Symptome des Kindes zu erkennen und die pflegerische Versorgung auf dessen tatsächlichen Bedürfnisse anzupassen. Interventionen für eine unterstützende Versorgung mussten umfassend und individuell sein, sowie durchgängig angeboten werden (Montgomery et al., 2017).

Patients' and parents' views regarding supportive care in childhood cancer (Tenniglo et al., 2017)

Einleitung: Ein unterstützender Pflegeansatz, der sowohl die Behandlung physischer, als auch psychischer Nebenwirkungen umfasst, nimmt in der Verbesserung der Lebensqualität von pädiatrischen Krebspatient*innen eine wichtige Rolle ein. In den letzten zwei Jahrzehnten hat sich ein weltweiter Trend hin zu einer gemeinsamen Entscheidungsfindung und zur Anerkennung des Rechts der Kinder auf Teilnahme an Angelegenheiten, die sie betreffen, entwickelt (Kane, Halpern, Squiers, Treiman, & McCormack, 2014 zit. n. Tenniglo et al., 2017). In der pädiatrischen Onkologie stehen Patient*innen und ihre Familien immer häufiger vor komplizierten Therapieentscheidungen, wobei eine auf Autonomie basierende professionelle Gesundheits- und Krankenpflege einem paternalistischen Ansatz vorgezogen wird. Das Ziel dieser Studie war die Feststellung der Themen, die von Kinderkrebspatient*innen und deren Eltern als wichtig erachtet werden, sowie der Rolle, die pädiatrische Krebspatient*innen und deren Eltern bei der Entscheidungsfindung einnehmen möchten.
Methodik: Diese Studie wurde zwischen April 2015 und Dezember 2015 im Universitätsklinikum Groningen und im „Academic Medical Center" Amsterdam, in den jeweiligen pädiatrischen onkologischen Abteilungen durchgeführt. Es wurden zwei Fokusgruppen mit den Eltern und eine Online-Fokusgruppe mit den jugendlichen Patient*innen gebildet. Die Eltern waren berechtigt an der Studie teilzunehmen, wenn ihr Kind zum Zeitpunkt der Diagnose zwischen Null und 18 Jahre alt war. Die betroffenen Kinder bzw. Jugendlichen waren berechtigt an der Studie teilzunehmen, wenn sie zum Zeitpunkt der Diagnose zwischen Zwölf und 18 Jahre alt waren. Die Patient*innen mussten seit mindestens zwei Monaten in Behandlung sein, oder die Behandlung durfte nicht länger als sechs Monate zurückliegen. Die traditionelle Fokusgruppe bestand aus sechs bis zehn Personen, welche von einem/r neutralen Moderator*in durch die Diskussion geführt und audioaufgezeichnet wurde. Die Online-Fokusgruppe antwortete über einen Zeitraum von zwei Wochen in einem Online-Forum anonym auf die veröffentlichten Themen. Die gestellten Fragen beider Gruppen wurden von den Forscher*innen formuliert. Anschließend wurden die Audiodateien, sowie die Qualitativen Daten aus dem Online-Forum anhand der ATLAS.ti Version 7.5.6 analysiert und ausgewertet. Alle Transkripte

wurden sorgfältig gelesen und eine thematische Analyse durchgeführt, um Themenbereiche zu identifizieren und zu erstellen.

Ergebnisse: „Care in the hospital": Sowohl die Patient*innen als auch deren Eltern gaben an, sich von Seiten der professionellen Gesundheits- und Krankenpflegepersonen ausreichend betreut gefühlt zu haben und waren der Meinung, dass es ausreichend ruhige Orte für Gespräche gab. Krankenhaustermine waren so geregelt, dass mehrere Untersuchungen gebündelt wurden. Das Engagement, die Zugänglichkeit und das Erklären von Entscheidungsmöglichkeiten, hinsichtlich der Behandlung und Behandlungsmöglichkeiten, trugen stärkend zu einem positiven Beziehungsaufbau bei. Die befragten Personen schätzten die Informationsvermittlung bezüglich der Diagnose und Behandlung, welche an das Stadium, in dem sich der/die Patient*in befand, angepasst wurde.

„Psychosocial care": Viele Patient*innen berichten über die positive Auswirkung einer psychologischen Unterstützung in den verschiedenen Behandlungsphasen.

„Care at home": Lange Krankenhausaufenthalte und die Therapie- bzw. Krankheitsbedingte Müdigkeit waren die häufigsten Gründe für eine schulische Abwesenheit. Deshalb wurden geeignete Vorkehrungen für den Schulbesuch getroffen und verschiedene Lösungsmöglichkeiten entwickelt, um den Unterricht von zu Hause aus oder ein Bildungsangebot im Krankenhaus zu ermöglichen.

„Somatic care": In allen Fokusgruppen schätzten die Teilnehmer*innen die Autonomie und die aktive Beteiligung an Entscheidungen bzgl. der Behandlung, insbesondere hinsichtlich der medikamentösen Therapie, um Nebenwirkungen zu minimieren (Tenniglo et al., 2017).

Nurses' experiences of spiritual communication with seriously ill children (Ferrell, Wittenberg, Battista, & Walker, 2016)

Einleitung: Die Palliativpflege strebt nach einer ganzheitlichen Betreuung und schließt somit die spirituelle Versorgung mit ein. Diese umfasst religiöse Rituale, eine Neuformulierung der Hoffnung, sowie das Erforschen der Bedeutung von Leben und Tod. Bei der pflegerischen Begleitung eines sterbenden Kindes, ist eine sensible und ehrliche Kommunikation von entscheidender Bedeutung und gleichzeitig ein Qualitätsmerkmal hochwertiger Versorgung. Für professionelle Gesundheits- und Krankenpflegepersonen stellen diese spirituellen Gespräche jedoch einen der schwierigsten Bereiche der Kommunikation dar. Diese Studie zielte darauf ab, die Erfahrungen von professionellen Gesundheits- und Krankenpflegepersonen mit sterbenden Kindern in Bezug auf die Spiritualität zu verstehen, um Kommunikationsstrategien in diesem Bereich zu entwickeln.

Methodik: Umfragebögen wurden an professionelle Gesundheits- und Krankenpflegepersonen, die im Jahr 2015 an einen der drei Weiterbildungskurse für professionelle Gesundheits- und Krankenpflegepersonen teilnahmen, verteilt. In diesen wurden die Teilnehmer*innen gebeten, über ihre Erfahrungen mit schwerkranken und sterbenden Kindern und deren Familien, im Hinblick auf die spirituellen Aspekte der Begleitung, zu berichten. Qualitative Antworten wurden mit einem iterativen Prozess der Themenanalyse transkribiert und induktiv analysiert. Zunächst lasen die

Mitglieder des Forschungsteams unabhängig voneinander alle Transkripte und identifizierten Themenbereiche. Im zweiten Schritt wurde ein Kodierungsschema erstellt, miteinander verknüpft und anschließend vier Themenbereiche festgelegt. Um die Themen näher zu veranschaulichen, wurden Zitate extrahiert.

Ergebnisse: An der Umfrage nahmen 30 professionelle Gesundheits- und Krankenpflegepersonen teil.

„Spiritual questioning“: Diskussionen über das Leben nach dem Tod waren üblich, denn kranke Kinder hatten häufig ein Gespür und Verständnis dafür, dass ihre Lebensdauer begrenzt war. Sie fragten sich, warum genau sie sterben werden und ob der Gott, an den sie glaubten, ein „gerechter“ Gott sei. Sie stellten professionellen Gesundheits- und Krankenpflegepersonen unzählige Fragen über Gott, den spirituellen Glauben und ihren Platz im Universum. Professionelle Gesundheits- und Krankenpflegepersonen hatten eine Position inne, in der sie am besten in der Lage waren, das Kind und seinen Sinn für Spiritualität, kennenzulernen und somit auf dessen Fragen einzugehen. Der Glaube eines Kindes konnte sich in der terminalen Phase von dem seiner Familie unterscheiden. In diesem Fall war es wichtig, dass professionelle Gesundheits- und Krankenpflegepersonen diese Unterschiede zum Wohle des Kindes, aber auch dessen Eltern ansprachen.

„Discussing the afterlife“: Kranke Kinder diskutierten das Leben nach dem Tod ohne Angst, Trauer oder Schmerz. Sie sprachen beispielsweise über die Befreiung durch bereits Verstorbene, die jetzt in der Natur, in Träumen, durch Stimmen oder Besuchen wiederauftauchten, um sie in das Leben nach dem Tod zu führen. Gleichzeitig bildeten diese für die Kinder den Beweis, für die tatsächliche Existenz des Himmels.

„Sharing descriptions of heaven“: Engel nahmen eine Schlüsselrolle im kindlichen Glauben an die Existenz des Jenseits ein und stellten eine symbolische Brücke zwischen Himmel und Erde dar. Die Rolle der professionellen Gesundheits- und Krankenpflegeperson bestand dabei darin, den Glauben des Kindes zu respektieren. Indem Eltern die Spiritualität ihres Kindes verstanden, hatten sie die Möglichkeit, Frieden am Ende einer sehr schmerzhaften Reise zu finden.

„Hearing god's call“: Die spirituelle Kommunikation mit kranken Kindern beinhaltete auch ein direktes Gespräch mit Gott. Die befragten professionellen Gesundheits- und Krankenpflegepersonen berichteten über Erfahrungen, in denen Kinder Gottes Ruf hörten und verkündeten, mit ihm Fortgehen zu müssen. Professionelle Gesundheits- und Krankenpflegepersonen betonten jedoch, dass das Gespräch über Gott von der Kultur, den Ritualen und Traditionen der Kinder und Familien beeinflusst wurde und die pflegerischen Tätigkeiten somit an die spirituellen Bedürfnisse des Kindes und dessen Familie angepasst werden musste.

„Role of nursing“: Die befragten Personen betonten die Wichtigkeit, spirituelle Bedürfnisse der erkrankten Kinder und deren Familien anzuerkennen, präsent zu sein und Rituale, wie beispielsweise das gemeinsame Beten, mit ihnen durchzuführen. Für sterbende Kinder und deren Familie waren professionelle Gesundheits- und Krankenpflegepersonen gemeinsam mit Engeln, Wundern, Stimmen und ihren verstorbenen Angehörigen präsent, um sie auf ihrer letzten Reise zu begleiten. Für die erkrankten Kinder nahmen professionelle Gesundheits- und

Krankenpflegepersonen eine tragende Rolle ein, indem sie einfach gegenwärtig waren und ihnen zur Seite standen (Ferrell et al., 2016).

Living with dying in the pediatric intensive care unit: A nursing perspective (Stayer & Lockhart, 2016)

Einleitung: Professionelle Gesundheits- und Krankenpflegepersonen der pädiatrischen Palliativversorgung sind vor allem dann gefordert, wenn sich der Pflegeschwerpunkt eines Kindes nicht mehr auf die Heilung, sondern auf den Tod verlagert. Viele von ihnen fühlen sich möglicherweise unvorbereitet und unwohl, Kinder auf ihrem Weg zum Tod zu versorgen. Die regelmäßige Betreuung von sterbenden Kindern, die nur mehr die Möglichkeit auf eine lebensverlängernde Behandlung haben, kann bei professionellen Gesundheits- und Krankenpflegepersonen Emotionen wie Hilflosigkeit, Ärger und vor allem Stress auslösen und gleichzeitig die Bereitstellung einer qualitativ hochwertigen pflegerischen Versorgung beeinträchtigen. Ziel der Studie war es, die Perspektiven professioneller Gesundheits- und Krankenpflegepersonen der pädiatrischen Intensivstation, sowie den Einfluss ihrer Erfahrung auf die palliative Versorgung von sterbenden Kindern und deren Familien zu verstehen.

Methodik: Zur Datenerhebung wurden die hermeneutische Phänomenologie, sowie eine deskriptive und interpretative Methode herangezogen. Eine zielgerichtete Stichprobe, bestehend aus neun weiblichen und drei männlichen professionellen Gesundheits- und Krankenpflegepersonen, aus einem Kinderkrankenhaus im Nordosten der Vereinigten Staaten nahmen an der Studie teil. Professionelle Gesundheits- und Krankenpflegepersonen wurden in die Studie einbezogen, wenn sie als solche eingetragen waren, mindestens 18 Monate in der pädiatrischen Intensivstation gearbeitet hatten und bereit waren, ihre Erfahrungen mit anderen zu teilen. Die Teilnahme war freiwillig und die Teilnehmer*innen konnten diese jederzeit beenden. Zur Datenerhebung wurden Interviews mit offenen Fragen, demografische Formulare mit neun Elementen und Feldnotizen für die nonverbalen Beobachtungen herangezogen. Die Daten wurden unter Verwendung des hermeneutischen phänomenologischen Prozesses, der Computersoftware NVivo 9 (QSR International) analysiert. Die Interviews wurden audioaufgezeichnet und anschließend wörtlich transkribiert. Die Daten wurden interpretiert, kontinuierlich geprüft, sowie Themen diskutiert und identifiziert.

Ergebnisse: „Journey to death“: Die Fürsorge um ein sterbendes Kind wurde von den teilnehmenden professionellen Gesundheits- und Krankenpflegepersonen als Teil ihres Berufsfeldes angesehen, wurde jedoch häufig als emotional sehr anstrengend beschrieben. Die emotionale Belastung ergab sich aus dem Zusammenspiel der physischen Betreuung des sterbenden Kindes und der psychosozialen Betreuung dessen Familienangehöriger. Viele der befragten Personen äußerten Gefühle von Trauer, Frustration, Ärger und Hilflosigkeit, wenn sie zusehen mussten, wie ein Kind seinen letzten Atemzug nahm. In dieser schwierigen Zeit versuchten professionelle

Gesundheits- und Krankenpflegepersonen zu erkennen, wo sich die Familie gerade befindet, um so auf deren Bedürfnisse eingehen zu können. Viele der befragten professionellen Gesundheits- und Krankenpflegepersonen beschrieben in solchen Situationen ein Bedürfnis, der Familie etwas „Gutes“ tun zu wollen. Des Weiteren betonten diese die Wichtigkeit eines effektiven Schmerzmanagements am Lebensende des Kindes.

„A lifelong burden“: Die Belastung der Eltern in der Fürsorge um ihr sterbendes Kind, nahmen professionelle Gesundheits- und Krankenpflegepersonen als emotional und körperlich sehr anstrengend für die Familien wahr. Vor allem Mütter, welche häufig die Rolle der primären Betreuungsperson innehatten, waren einer großen Belastung ausgesetzt.

„Challenges delivering care“: Viele professionelle Gesundheits- und Krankenpflegepersonen gaben an, sich „schuldig“ zu fühlen, wenn sie mit der Familie und dem Kind ein offenes Gespräch führten und somit das letzte Stück Hoffnung schwand. Andererseits wollten sie einen realistischen und ehrlichen Umgang mit ihren Patient*innen und deren Familie pflegen. Für die Bereitstellung einer guten Palliativversorgung war es wichtig, die „Stimme des Kindes“ zu hören und dessen Entscheidung zu respektieren. Häufig kam es vor, dass die erkrankten Kinder ihren Eltern bereits einen Schritt voraus waren und die Ernsthaftigkeit der Situation besser verstehen konnten. Auch die Kommunikation zwischen Ärzt*innen und Patient*innen erwies sich häufig als herausfordernd, da diese über alles, außer über das wirklich wichtige, nämlich den Zustand und der Prognose des Kindes, informierten.

„Maintaining self“: Professionelle Gesundheits- und Krankenpflegepersonen mussten sich im palliativen Setting häufig mit ihren eigenen Gefühlen auseinandersetzen. Die Aufarbeitung dieser in einem Gespräch mit Arbeitskolleg*innen gab ihnen ein Gefühl von Geborgenheit und die Möglichkeit zur Dekomprimierung. Die gemeinsame Aufarbeitung und das Wissen, dass andere dasselbe erlebt haben, half vielen der Befragten, um in Krisenzeiten weiterarbeiten zu können.

„Crossing boundaries“: Professionelle Gesundheits- und Krankenpflegepersonen bauten im palliativen Setting eine respektvolle Beziehung zum sterbenden Kind und dessen Familie auf. Dabei bestand jedoch stets die Gefahr, Grenzen zu überschreiten und eine zu enge Beziehung einzugehen (Stayer & Lockhart, 2016).

Nursing care for the families of the dying child/infant in paediatric and neonatal ICU: Nurses emotional talk and sources of discomfort. A mixed methods study (Bloomer, O'Connor, Copnell, & Endacott, 2015)

Einleitung: Der Großteil der Todesfälle von Kindern und Säuglingen in Krankenhäusern geschehen auf der Intensivstation. Professionelle Gesundheits- und Krankenpflegepersonen betreuen die Familien des Kindes dabei sowohl in der Zeit vor, als auch in der nach dem Tod. Die Fürsorge für Familien ist ein wichtiger Bestandteil im palliativen Setting. Die Beziehungen zwischen professionellen Gesundheits- und Krankenpflegepersonen und den Eltern, kann deren Zufriedenheit mit der pflegerischen Begleitung am Lebensende ihres Kindes beeinflussen und sich positiv auf die Trauerverarbeitung bei Eltern und Familienmitgliedern auswirken. Für professionelle Gesundheits- und Krankenpflegepersonen ist es wichtig zu wissen, was sie den Familien in dieser schweren Phase sagen sollen, wie sie am besten unmittelbar vor dem Lebensende eines Kindes/Säuglings präsent sind und wie sie diese in ihren Kummer unterstützen können. Diese Studie möchte ermitteln, wie professionelle Gesundheits- und Krankenpflegepersonen von pädiatrischen und neonatologischen Intensivstationen Familien vor und nach dem Tod eines Kindes/Säuglings begleiten können, sowie deren Bereitschaft/Fähigkeit, familiäre Pflege bereitzustellen und eine inhaltlich emotionale Sprache zu entwickeln.

Methodik: Die Studie wurde in zwei städtischen Krankenhäusern in Australien durchgeführt. Personen waren teilnahmeberechtigt, wenn sie als eingetragene professionelle Gesundheits- und Krankenpflegepersonen tätig waren, mindestens ein Jahr Erfahrung in der neonatologischen oder pädiatrischen Intensivpflege aufwiesen und mindestens ein Kind/Säugling in der palliativen Phase betreut hatten. Die zeitliche Dauer der Befragung und der Ort, an dem die Interviews durchgeführt wurden, wurde von den jeweiligen Stationsleitungen festgelegt. Die schriftliche Einwilligung zur Teilnahme wurde vor Beginn der Befragung eingeholt. 19 Teilnehmer*innen nahmen an einer Fokusgruppe teil, wovon vier davon einzeln, an einem ruhigen Ort am Arbeitsplatz, befragt wurden. Zur Befragung wurde ein teilstrukturierter Befragungsansatz verwendet, welcher audioaufgezeichnet und wörtlich transkribiert wurde. Zwei unabhängige Forscher*innen analysierten die narrativen Daten mittels induktiver Inhaltsanalyse. Diese Ergebnisse wurden an das Forscher*innenteam weitergegeben und Finalthemen wurden festgelegt. Die anschließende Transkript-Analyse erfolgte anhand der „Linguistic Inquiry and Word Count-Software" (LIWC), einem transparenten Textanalyseprogramm, welches anhand eines linguistischen Untersuchungsansatzes die emotionale Sprache der Teilnehmer*innen untersuchte. Die Ergebnisse der LIWC-Analyse wurden kodiert und in das Computerprogramm SPSS eingegeben. Die Unterschiede zwischen den Gesprächskategorien wurden nach Art der Erzählung untersucht.

Ergebnisse: 22 registrierte professionelle Gesundheits- und Krankenpflegepersonen von neonatologischen und pädiatrischen Intensivstationen, aus zwei städtischen Krankenhäusern in Australien, nahmen an der Studie teil.

„Preparing for death": Es gab Situationen, in denen der Zweck der Behandlung nicht mehr die Heilung war, sondern die Fortführung der lebenserhaltenden Maßnahmen dazu diente, mehr Zeit für die Familie zu gewinnen, damit diese die Möglichkeit hatte, sich auf den Tod des Kindes/Säuglings vorzubereiten.

„Communication challenges": Die Kommunikation mit Familien erforderte eine interprofessionelle Zusammenarbeit. Unabhängig davon, wer mit der Familie kommunizierte, war es vorrangig, das Kind/den Säugling im Mittelpunkt der gesamten Interaktion zu halten. Die Konzentration auf die Bedürfnisse des Kindes, wirkte sich auch positiv auf das Treffen von Entscheidungen in der terminalen Phase aus.

„The nurse - family relationship“: Teilnehmer*innen nutzten die Zeit und den Kontakt mit der Familie, um dieser zu helfen, die schwere Situation verarbeiten zu können. Des Weiteren betonten sie die Wichtigkeit ihrer Rolle, in der sie durch den engen Kontakt mit dem Kind/Säugling, dessen Familie besser kennen lernen und diese somit auf den Verlust ihres Kindes adäquater vorbereiten konnten. Die teilnehmenden professionellen Gesundheits- und Krankenpflegepersonen betonten auch die Einzigartigkeit der palliativen Pflege, bei der es nicht nur um Lebenserhaltung, sondern vor allem um Fürsorge geht. Sie beschrieben, wie die Beziehung zwischen der professionellen Gesundheits- und Krankenpflegeperson und der Familie zu einer intimen wurde und somit Gesundheits- und Krankenpflegepersonen die Möglichkeit hatten, ihre Position zu nutzen, um die Familie zu ermutigen, über die positiven Eigenschaften ihres Kindes/Säuglings zu sprechen.
„Resilience“: Die befragten professionellen Gesundheits- und Krankenpflegepersonen akzeptierten zwar, dass die Themen Tod und Sterben in ihrem beruflichen Umfeld allgegenwärtig sind, trotzdem hatte jeder Tod eines/einer Patient*in eine emotionale Wirkung auf sie. Die teilnehmenden professionellen Gesundheits- und Krankenpflegepersonen gaben an, eine informelle kollektive Unterstützung für die Verarbeitung des Todes zu nutzen, anstatt formelle Nachbesprechungs- oder Beratungsprozesse durchzuführen. Manche von ihnen empfanden die medizinische Entscheidung, eine aggressive Behandlung trotz terminaler Phase fortzusetzen, als sehr belastend und als großes Spannungsfeld. Trotz dieser Spannungen betonten professionelle Gesundheits- und Krankenpflegepersonen ihre Entschlossenheit, die Familie sowohl in der terminalen Phase, als auch nach dem Tod des Kindes/Säuglings zu unterstützen.
„Emotionale Inhaltsanalyse“: Es gab signifikante Zusammenhänge zwischen der Art der Befragung und primären Inhalten, sowie dem Krankenhaus und primären Inhalten. Es gab keine signifikanten Unterschiede zwischen den emotionalen Gesprächen je nach Befragungstyp, sowie zwischen positiven Emotionen, je nach Befragungstyp oder Krankenhaus. Signifikante Unterschiede waren zwischen der Menge an Angstgesprächen, Trauergesprächen und positiven Emotionsgesprächen für Erzählungen mit unterschiedlichem primärem Inhalt festzustellen. Es gab mehr Besorgnis und vorsichtige Gespräche für Erzählungen über Kommunikation und mehr Traurigkeitsgespräch für Erzählungen über die Unterstützung von professionellen Gesundheits- und Krankenpflegepersonen. Es gab auch signifikante Unterschiede in der Anzahl der vorläufigen Gespräche und der Diskrepanz von Gesprächen, abhängig davon, ob es sich um die Kinder/Säuglinge, die Familie oder den professionellen Gesundheits- und Krankenpflegepersonen handelte (Bloomer et al., 2015).

On the child's own initiative – Parents communicate with their dying child about death (Jalmsell et al., 2015)

Einleitung: Eine offene und ehrliche Kommunikation über die Krankheit und der Prognose zwischen professionellen Gesundheits- und Krankenpflegepersonen, Eltern und den sterbenden Kindern wurde als ein wichtiger Faktor für die Verbesserung und Bereitstellung einer guten Palliativversorgung angesehen, während eine schlechte Kommunikation sowohl bei den Eltern, als auch bei dem Kind Verzweiflung auslösen kann. Das Verständnis des Todes von Kindern entwickelt sich mit dem Alter. Daher besteht eine der Herausforderungen bei Gesprächen mit Kindern über den Tod darin, die Interaktion an das Verständnisniveau des Kindes anzupassen. Ziel der Studie war es herauszufinden, welchen Kommunikationsstrategien sich Eltern im Gespräch mit ihrem sterbenden Kind über den Tod bedienten.

Methodik: Die Einschlusskriterien umfassten Eltern, deren Kind in Schweden während eines Zeitraums von sechs Jahren an einer Malignität starb. Die inkludierten Kinder und Jugendlichen erhielten die Diagnose einer malignen Erkrankung vor ihrem 17. Lebensjahr und starben vor ihrem 25. Lebensjahr. Die Eltern wurden in einem der nördlichen Länder geboren, hatten eine aufgelistete Telefonnummer, sprachen und verstanden Schwedisch. Mit denselben Teilnehmer*innen wurde eine Sekundäranalyse durchgeführt, bei der die Eltern gebeten wurden, über die Kommunikation mit ihrem Kind bezüglich des Todes zu berichten. Das Herantreten an die Eltern erfolgte durch ein einleitendes Schreiben, indem das Ziel der Studie kurz beschrieben wurde. Den Eltern, welche nach zehn Tagen die Teilnahme telefonisch bestätigten, wurde der Fragebogen per Post zugeschickt. Die Erhebungsmethode umfasste dabei die Auswahl einer der vorgegebenen Antwortmöglichkeiten, sowie eine schriftliche Antwort zu einer offenen Fragestellung. Die schriftlichen Kommentare wurden einer qualitativen Inhaltsanalyse unterzogen, um Themen zu identifizieren und zu charakterisieren.

Ergebnisse: Insgesamt nahmen 449 Eltern an der Studie teil. Die teilnehmenden Kinder starben im Alter zwischen Null und 24 Jahren an jeglichen malignen Krankheitsbildern. 147 Eltern berichteten, mit ihren Kindern über den bevorstehenden Tod gesprochen zu haben, wobei viele beschlossen, indirekt über den Tod zu kommunizieren, indem sie Märchen oder Filme verwendeten.

„Communication about death by using narratives": Viele Eltern waren der Meinung, dass ihr Kind sich seiner Situation bewusst war und dass die Kommunikation oft vom Kind selbst initiiert wurde. Durch die Verwendung von Märchen, Büchern und Filmen schien es leichter, über das Thema des Todes zu sprechen, wodurch sich für manche Familien ein Gespräch eröffnete, das sonst als zu schwierig empfunden worden wäre. Diese Methode half vor allem jüngeren Kindern, das Konzept des Todes zu verstehen.

„Talking about friends and family that had died, or about death itself": Häufig wurde auch der Tod einer anderen Person verwendet, um das Thema Tod zu diskutieren. Einige berichteten auch, dass sie mit ihrem Kind so direkt wie möglich über seinen bevorstehenden Tod sprachen, wobei das Verständnis des Kindes berücksichtigt werden musste. Mehrere Eltern wiesen darauf hin, dass sich ihr Kind bewusster über das Leben und den Tod zu sein schien, als die Altersgenossen und bereits wusste, dass der nahende Tod bevorstand.

„Talking about life after death": Eine andere Art, über den Tod zu kommunizieren, war das Gespräch über das Jenseits. Dieser Ansatz wurde verwendet, um das Kind zu beruhigen, indem diesem vermittelt wurde, dass dort bereits jemand auf ihn/sie warte und er/sie im Himmel nicht allein sein wird. Die Trennung sei nur für eine gewisse Zeit und irgendwann werden sie wieder mit ihren Liebsten vereint sein.

„Preparing for death through practical preparations": Eine weitere Art der Kommunikation, war jene durch praktische Vorbereitungen. Diese praktischen Vorbereitungen betonen die Eigeninitiative des Kindes, indem dieses entweder Geschenke für andere machten, oder praktische Vorkehrungen für das eigene Begräbnis treffen konnte. Dies deutete darauf hin, dass das Kind sich seines unmittelbar bevorstehenden Todes bewusst war und somit auch emotional besser vorbereitet war (Jalmsell et al., 2015).

Differences in end of life communication for children with advanced cancer who were referred to a palliative care team (Kassam, Skiadaresis, Alexander, & Wolfe, 2015)

Einleitung: Die Mehrheit der Eltern, die sich um ihr Kind im fortgeschrittenem Krebsstadium kümmerten, schätzten die vorausschauende Anleitung zu den Themen Tod und Sterben durch ein Palliativteam. Es besteht ein allgemeiner Konsens, dass die Einbindung eines spezialisierten Palliativteams in die Betreuung von Kindern im fortgeschrittenem Krebsstadium, die Kommunikation am Lebensende optimieren kann. Das Ziel dieser Studie bestand darin, die pflegerische Versorgung von Krebspatient*innen im Kindesalter zu optimieren, indem professionelle Gesundheits- und Krankenpflegepersonen darüber informiert wurden, welche Patient*innen-, Familien- und Systemfaktoren die Kommunikation am Lebensende beeinflussten.

Methodik: Die Studie wurde im „Hospital for Sick Children" in Toronto, Kanada durchgeführt. Fragebögen wurden per Post in Briefform an Eltern von Kindern, die zwischen 2005 und 2011 an einer malignen Erkrankung starben, ausgehändigt. Eltern erfüllten die Teilnahmekriterien, wenn sie in Nordamerika lebten, englisch sprachen, ihr Kind mindestens sechs Monate vor der Teilnahme an der malignen Erkrankung starb und der/die primäre Onkolog*in des Kindes die Kontaktaufnahme mit der Familie gestattete. Eltern, deren Kind innerhalb von vier Wochen an der Krebs-Diagnose starb, durften an der Studie nicht teilnehmen. Im Rahmen einer größeren Studie erhielten die Eltern eine Liste mit 20 zentralen Elementen der Palliativversorgung. Für die Zwecke dieser Studie wurden nur die Elemente miteinbezogen, die im direkten Zusammenhang mit der Kommunikation am Lebensende standen. Relevante demografische Merkmale, wie das Alter des Kindes bei der Diagnose und dem Tod, die Krebsart, das Geschlecht und die Dauer der Erkrankung wurden in die Datenerhebung miteinbezogen. Die Datenanalysen wurden unter Verwendung des statistischen SAS-Softwarepakets von SAS durchgeführt.

Ergebnisse: Von den 140 berechtigten Eltern stimmten bei einer Rücklaufquote von 54%, 75 der Teilnahme zu.

„Characteristics of children": Das mittlere Alter bei der Diagnosestellung betrug 6 Jahre und die mittlere Krankheitsdauer betrug 1,7 Jahre. Die meisten Kinder waren männlich (60%) und die primären Diagnosen umfassten Leukämie/Lymphom (25,3%), den Tumor des zentralen Nervensystems (34,7%) und den soliden Tumor (40%).

„Characteristics of parents" An der Betreuung von 42 Kindern (56%) war ein Palliativbetreuungsteam beteiligt. Die befragten Personen waren hauptsächlich Mütter (81,3%). Die Mehrheit der Eltern war ein heller Hauttyp (81,3%) und hatte ein Jahreseinkommen von mehr als 50.000 US-Dollar (85,1%). 36 Eltern (48%) hatten eine Universitätsausbildung.

„Factors associated with palliative care referral": Die erkrankten Kinder wurden seltener an ein Palliativbetreuungsteam überwiesen, wenn sie eine maligne hämatologische Erkrankung hatten, eine Stammzelltransplantation erhielten, eine längere Krankheitsdauer, oder zum Zeitpunkt des Todes bereits im Jugendalter waren. Das Element, das am seltensten vorkam, war eine Erörterung der Themen Tod und Sterben mit dem Kind durch professionelle Gesundheits- und Krankenpflegepersonen (33,3% der Eltern), gefolgt von einer Anleitung an die Eltern, wie sie mit ihrem Kind über Tod und Sterben sprechen können (37,3%).

„End-of-life communication outcomes": Eindimensionaler Analysen zufolge waren die Eltern eher bereit, fünf Kommunikationselemente anzunehmen, wenn während der Betreuung ihres Kindes ein Palliativteam konsultiert wurde. Die Elemente umfassten die Erörterung von Tod und Sterben mit den Eltern durch professionelle Gesundheits- und Krankenpflegepersonen, sowie die Diskussion über Tod und Sterben mit dem Kind durch diese. Gegebenenfalls erhielten die Eltern eine Anleitung, wie sie mit ihrem Kind über die Themen Tod und Sterben sprechen können, die Vorbereitung der Eltern auf medizinische Aspekte rund um den Tod und die Unterstützung von Geschwistern (Kassam et al., 2015).

Talking about death with children with incurable cancer: Perspectives from parents (van der Geest et al., 2015)

Einleitung: Im pädiatrischen Setting umschließt die Kommunikation eine Interaktion zwischen professionelle Gesundheits- und Krankenpflegepersonen, den erkrankten Kindern, sowie deren Eltern. Es ergab sich die Frage, aus welchen Gründen sich manche Eltern dagegen entscheiden, offen und ehrlich mit ihrem Kind über dessen bevorstehenden Tod zu sprechen. Eltern, die mit ihrem sterbenden Kind das Gespräch suchten, wurden mit der Frage konfrontiert, wie sie dieses Gespräch am besten gestalten können. In dieser Studie wurden deshalb elterliche Kommunikationsstrategien im Gespräch mit ihrem sterbenden Kind, in Bezug auf dessen bevorstehenden Tod untersucht. Die Studie hatte zum Ziel, den Anteil der Eltern zu ermitteln, die das Thema des Sterbens offen mit ihren kranken Kindern besprochen haben, sowie die Kommunikationsstrategien, welche sie dafür anwendeten. Des Weiteren analysierte die Studie die Gründe jener Eltern, die das Thema nicht ansprachen und die retrospektive Betrachtung ihrer Entscheidung.

Methodik: 123 Eltern, die zwischen dem Jahr 2000 und 2004 ein Kind am „Erasmus medical Center – Sophia Children's Hospital" in Rotterdam, Niederlande verloren haben, waren berechtigt an der Studie teilzunehmen. Die Eltern wurden gefragt, ob sie den nahenden Tod mit ihrem Kind diskutiert haben und ob sie retrospektiv ihre Entscheidung positiv reflektieren können. Eltern, die das Thema nicht mit ihrem Kind besprochen haben, wurden anhand offener Fragestellungen nach den Gründen befragt. Eltern, die das Thema besprochen haben, schilderten in offenen Fragen, wie sie die Unterhaltung mit ihrem Kind gestaltet haben. Alle Studienteilnehmer*innen erhielten eine schriftliche Einladung, ein Informationsblatt, den Fragebogen und die Einverständniserklärung per Post zugeschickt. Für die deskriptive Analyse wurde das Computerprogramm SPSS Version 21.0 verwendet. Um die Antworten der offenen Fragen auszuwerten, wurde ein qualitatives Rahmenkonzept verwendet. Die übernommenen Zitate der Eltern wurden von einem/einer Forscher*in kodiert und durch einen/einer weiteren Forscher*in auf deren Qualität geprüft.

Ergebnisse: 86 der kontaktierten Eltern sendeten den beantworteten Fragebogen zurück. Das mittlere Intervall zwischen dem Tod des Kindes und der Teilnahme an der Studie umfasst fünf Jahre. „Talking about death": 55 Eltern gaben an, das Thema Tod nicht mit ihrem Kind diskutiert zu haben, während 31 Eltern angaben, mit ihrem Kind offen darüber gesprochen zu haben. Die Gründe dafür waren sehr unterschiedlich.

Die Domäne „Parents' reasons for not discussing death with their child" umfasste die folgenden sechs Themenbereiche:

1. „Parents' inability to discuss the subject of death with the child": Eltern glaubten, nicht in der Lage zu sein, ihrem Kind mitzuteilen, dass es an seiner Krankheit sterben wird. Sie fühlten sich unfähig, den nahenden Tod ihres Kindes zu akzeptieren oder hatten noch Hoffnung auf Heilung.
2. „Parents' desire to protect their child": Auch der Wunsch, ihr Kind vor zusätzlichen Schmerzen und Qualen zu schützen bzw. die Hoffnung auf Heilung zu zerstören, waren ausschlaggebende Faktoren.
3. „Views about talking to a child": Manche Eltern hatten das Gefühl, es sei unangemessen, einem Kind mitzuteilen, dass es sterben wird.
4. „Parents' views of child characteristics": Auch der Charakter des Kindes war ein ausschlaggebender Faktor. Manche Eltern empfanden ihr Kind als zu ängstlich, oder einfach noch zu jung, um das Thema überhaupt verstehen, oder damit umgehen zu können.
5. „The child's unwillingness to discuss the subject of death": Andere Eltern gaben an, ihr Kind habe sehr klar geäußert, dass es nicht über das Thema Tod sprechen wolle oder Antworten auf sensible Fragen strikt ablehnte.
6. „Lack of opportunity to talk about death" & „The child's disability": Häufig kam es auch vor, dass die Möglichkeit eines solchen Gespräches einfach nicht gegeben war. Die Gründe dafür waren unterschiedlich und reichten von einem plötzlichen Tod des Kindes, bis hin zur psychischen Lage oder dem jungen Alter des Kindes.

„Parents who discussed their child's death with the child": 31 Eltern gaben an, das Thema Tod mit ihren Kindern besprochen zu haben. Viele benutzten dafür eine symbolische Geschichte und einen Wortschatz, der ihnen angemessen schien, damit das Kind den Inhalt verstehen konnte. Andere Eltern zogen Geschichtsbücher heran, die genau für diese Situationen verfasst wurden.
„Parents' feelings regarding either discussing or not discussing death with their children": Die meisten Eltern waren froh über die Entscheidung, die sie getroffen hatten. Jene die nicht mit ihrem Kind darüber gesprochen haben und dies im Nachhinein bereuten, hatten häufig nicht die Gelegenheit dazu oder hatten bis zuletzt die Hoffnung auf Genesung ihres Kindes. Die Eltern, welche mit ihrem Kind ein offenes Gespräch geführt haben, konnten die kindlichen Ängste deutlich minimieren. Des Weiteren empfanden Kinder es als sehr positiv, bei der Organisation ihres Begräbnisses mithelfen zu dürfen. Aber auch die Familie wurde durch einen ehrlichen und offenen Umgang enger zusammengebracht (van der Geest et al., 2015).

When a child dies: Parents' experiences of palliative care – An integrative literature review (Melin-Johansson et al., 2014)

Einleitung: Die pädiatrische Palliativpflege hat als höchstes Ziel die Unterstützung des Kindes, damit dessen Lebensqualität so gut als möglich erhalten bleibt. Die pflegerische Versorgung ist von hoher Qualität, wenn professionelle Gesundheits- und Krankenpflegepersonen in enger Beziehung zum Kind und seiner Familie stehen. Die Eltern sterbender Kinder werden mit einer sehr schwierigen Situation konfrontiert, weshalb professionelle Gesundheits- und Krankenpflegepersonen auf die Lebensqualität dieser einen wesentlichen Einfluss nehmen können. Die Eltern sind hin und her gerissen zwischen dem Wunsch, so viel Zeit wie möglich mit dem Kind zu verbringen und der Aufgabe, ihre alltäglichen Tätigkeiten fortzusetzen. Die tägliche Routine ist jedoch eine notwendige Pause, um Kraft zu sammeln und dem sterbenden Kind weiterhin ansprechende und fürsorgliche Eltern sein zu können. Die Kinder und ihre Familie durchlaufen während der terminalen Zeit unterschiedliche emotionale Phasen. Für die Eltern bedeutet dies, dass sie nicht nur ihre eigenen Gefühle steuern müssen, sondern auch als Unterstützungsorgan für ihr krankes Kind und dessen Geschwister fungieren. Das Ziel dieser integrativen Literaturübersicht bestand darin, die Erfahrungen der Eltern mit der palliativen Betreuung, wenn ein Kind in der Familie stirbt bzw. gestorben ist, zu ermitteln.
Methodik: Bei der Studie handelt es sich um eine integrative Literaturübersicht. Die Recherche erfolgte in den Datenbanken von PubMed, PsycInfo und CINAHL, wobei keine Zeitgrenzen gesetzt wurden. Die überprüften Studien wurden in englischer oder schwedischer Sprache veröffentlicht. Insgesamt wurden 52 Studien zur weiteren Literaturanalyse herangezogen. Studien, die sich nicht in erster Linie auf die Erfahrungen der Eltern mit der Betreuung des Kindes konzentrierten, nur die Erlebnisse nach dem Tod des Kindes beschrieben, sich auf akute Todesfälle und Todesfälle auf Intensivstationen bezogen, oder sich nur auf die Wahrnehmung der medizinischen Versorgung durch

die Eltern konzentrieren, wurden nicht miteinbezogen. Die sechs qualitativen Arbeiten wurden anhand teilstrukturierter Interviews erstellt. In den drei quantitativen Studien wurden Fragebögen verwendet, die anhand deskriptiver Statistiken analysiert wurden. Die verwendeten Studien wurden in den Vereinigten Staaten, Australien und Kanada durchgeführt. Sie wurden mehrmals gelesen, ins Schwedische übersetzt, interpretiert und klassifiziert.

Ergebnisse: Insgesamt neun Arbeiten, sechs qualitative und drei quantitative Studien, erfüllten die Einschlusskriterien und wurden in die Literaturübersicht aufgenommen.

„Sincere communication": Gespräche über den Tod sollten an die Bedürfnisse der Familie angepasst werden.

„Delivery information": Die Eltern beschrieben die Wichtigkeit, allgemeine Informationen von professionellen Gesundheits- und Krankenpflegepersonen in einer nachvollziehbaren und verständlichen Alltagssprache übermittelt zu bekommen. Schlechte Nachrichten in Bezug auf Diagnose, Behandlung, Prognose oder Nachrichten, dass ihr Kind im Sterben lag, wurden direkt, ehrlich und vorzugsweise mit Mitgefühl vermittelt.

„Transmission of information": Widersprüchliche oder gemischte Informationen von verschiedenen Angehörigen der Gesundheitsberufe über den Zustand und die Behandlung des Kindes, konnten zu Verwirrung und Ängstlichkeit bei den Eltern führen.

„Conversations about death": Die Eltern betonten die Bedeutung der Fähigkeit von professionellen Gesundheits- und Krankenpflegepersonen, über den Tod zu reden und empfanden Informationen über den weiteren Verlauf in der terminalen Phase, als sehr wichtig.

„Decision-Making at the End of life": Eltern schätzten es, an Entscheidungen über die Behandlung und Fürsorge ihres Kindes beteiligt zu sein. Ausschlaggebend war dabei der Zeitpunkt des Gespräches, wobei sich professionelle Gesundheits- und Krankenpflegepersonen versichern mussten, dass das Besprochene von den Eltern auch verstanden wurde.

„Genuine relationships": Die Familienmitglieder schätzten eine kontinuierliche, aufrichtige und mitfühlende Unterstützung, was die Entstehungen von Vertrauen ermöglichte und ein Gefühl von Sicherheit vermittelte.

„Secure interaction": Eine gute Beziehung beruhte darauf, dass professionelle Gesundheits- und Krankenpflegpersonen und die Familie einander kennenlernten, und die Familienmitglieder als Individuen betrachtet wurden.

„Empathy and presence": Die wünschenswertesten Merkmale welche professionelle Gesundheits- und Krankenpflegepersonen aufweisen sollten, waren Mitgefühl und Engagement, Ehrlichkeit in der Betreuung, die Fähigkeit Emotionen zeigen zu können, klinische Präzision und Erreichbarkeit, ein respektvolles Gegenübertreten, sowie ausreichend Zeit für Gespräche. Mitgefühl, Präsenz und kleine Taten der Freundlichkeit, trugen zu einem guten Beziehungsaufbau und positiven Erinnerungen an den Krankenhausaufenthalt bei.

„Child-centered care": Eltern schätzten es, wenn professionelle Gesundheits- und Krankenpflegepersonen individuell auf die emotionalen und physischen Bedürfnisse des Kindes eingingen und dieses als einzigartige Person, getrennt von dessen Diagnose wahrnahmen. Die

Beziehung, die professionelle Gesundheits- und Krankenpflegepersonen mit dem Kind aufbauten, basierte auf einer ehrlichen Fürsorge.
„Continuity and availability": Die Eltern schätzten die Kontinuität und Verfügbarkeit der professionellen Gesundheits- und Krankenpflegepersonen. Die Kontinuität der professionellen Gesundheits- und Krankenpflegepersonen ermöglichte einen adäquaten Wissensaustausch über den Zustand der Kinder und löste bei den Eltern ein Gefühl der Sicherheit aus. Das Vertrauen und Verständnis zwischen professionellen Gesundheits- und Krankenpflegepersonen und den betroffenen Familien waren weitere Aspekte für das Empfinden von Sicherheit. Kontinuität in der Fürsorge war der Schlüssel zum Aufbau von Vertrauen, sowie einer adäquaten und unterstützenden Beziehung (Melin-Johansson et al., 2014).

The importance of communication in pediatric oncology palliative care: Focus on humanistic nursing theory (França et al., 2013)

Einleitung: Im Bereich der pflegerischen Betreuung ist Kommunikation ein wichtiges Instrument, um eine gute Palliativversorgung zu gewährleisten. Sie gilt als Voraussetzung für eine ganzheitliche und humanisierte Pflege, wodurch die Bedürfnisse der Patient*innen besser erkannt und in die pflegerische Versorgung miteinbezogen werden können. Das erkrankte Kind hat die Möglichkeit, aktiv in die Entscheidungsfindung und in eine individuelle Pflege involviert zu werden. Die Kommunikation in der Palliativmedizin geht weit über Worte und deren Inhalte hinaus und umfasst aufmerksames Zuhören, Blickkontakt und die Haltung, mit der dem Gegenüber begegnet wird. Die palliative Versorgung bewahrt die physische, moralische, emotionale und spirituelle Integrität der Patient*innen, indem eine objektive und flexible Form der Pflege bereitgestellt wird. Ziel der Studie war es die Frage zu klären, welche Bedeutung die Kommunikation in der pädiatrischen onkologischen Palliativmedizin aus Sicht der professionellen Gesundheits- und Krankenpflegepersonen habe.
Methodik: Die Datenerhebung und -auswertung erfolgte mittels einer Feldstudie qualitativer Natur, die auf dem theoretischen Rahmen der Palliativmedizin und der humanistischen Pflegetheorie basierte. Das Setting umfasste die pädiatrische Abteilung eines öffentlichen Krankenhauses in Joao Pessoa, Brasilien. Professionelle Gesundheits- und Krankenpflegepersonen waren berechtigt an der Studie teilzunehmen, wenn sie seit mindestens einem Jahr im pädiatrisch palliativen Bereich arbeiteten und während der Datenerfassung beruflich tätig waren. Die Datenerhebung erfolgte von April bis Juni 2010 anhand teilstrukturierter Interviews, die audioaufgezeichnet wurden. Die Interviews wurden an einem für die professionelle Gesundheits- und Krankenpflegepersonen geeigneten Ort und Zeitpunkt in deren Räumlichkeiten geführt. Die aus den Befragungen resultierenden empirischen Daten wurden qualitativ nach der 4. Phase der Pflegephänomenologie systematisiert und anschließend kategorisiert.

Ergebnisse: Aus den Interviews kategorisierten sich zwei großen Themenbereiche heraus, nämlich „Strategy to humanize nursing care with an emphasis on relieving the child's suffering" und „Strategy to strengthen ties of trust established between nurses and child".

„Strategy to humanize nursing care with an emphasis on relieving the child's suffering": Sowohl verbale, als auch nonverbale Kommunikation mit dem an einer lebensbedrohlichen Krankheit erkrankten Kind, wurde als Basis einer guten zwischenmenschlichen Beziehung angesehen. Die Kommunikation zwischen der professionellen Gesundheits- und Krankenpflegeperson und dem Kind wurde als authentische Präsenz wahrgenommen, die es ermöglicht, für den Anderen da zu sein, das Gegenüber zu verstehen und diesem zu helfen. Es war wichtig, dass professionelle Gesundheits- und Krankenpflegepersonen eine ehrliche und offene Beziehung zum Kind aufbauten, um dessen Erlebtes zu verstehen und eine bestmögliche Pflege zu entwickeln, die auf der Demonstration von Zuneigung, Aufmerksamkeit und Sensibilität beruhte. Professionelle Gesundheits- und Krankenpflegepersonen waren jene, die mit Kindern und deren Familien am vertrautesten waren, die stärkste Bindung entwickelten und am besten auf Bedürfnisse eingehen konnten.

„Strategy to strengthen ties of trust established between nurses and child": Eine authentische Kommunikation ermutigte das Kind, Gedanken, Gefühle und Erwartungen auszudrücken und ermöglichte den Aufbau einer vertrauensvollen Beziehung. Durch die pflegerische Betreuung erfüllten professionelle Gesundheits- und Krankenpflegepersonen die Bedürfnisse der Patient*innen, förderten deren Wohlbefinden, entlasteten sie von Schmerzen und trugen zur Erhaltung des Selbstwertgefühls bei. Die Kommunikation ermöglichte den Aufbau einer Bindung zum Kind, in dem die pflegerische Begleitung durch den Austausch von Emotionen und Gefühlen eine bedeutende Dimension annahm. Die professionelle Gesundheits- und Krankenpflegeperson sollte des Weiteren nicht vor dem Kind zeigen, was sie wirklich empfand, denn Kinder waren in der Lage, Gefühle durch das Verhalten der Person instinktiv wahrzunehmen. Die Fürsorge der Pflege sollte sich also darauf konzentrieren, Wohlbefinden und Besserung zu ermöglichen und Hilfe leisten zu können. Die befragten professionellen Gesundheits- und Krankenpflegepersonen berichteten, dass der Dialog ein wesentlicher Bestandteil war, um Bindungen aufzubauen und einen Pflegeprozess zu entwickeln, der auf Hingabe, Aufmerksamkeit, Sensibilität und Gefühlen wie Liebe, Freude und Besonnenheit basierte und so Vertrauen schaffte (França et al., 2013).

Primary caregivers' decisions around communicating about death with children involved in pediatric palliative care (Gaab et al., 2013)

Einleitung: Die Abneigung, das Thema Tod zu besprechen, spiegelt möglicherweise eine Reihe emotionaler und ethischer Faktoren wieder, einschließlich einer natürlichen Tendenz von Familien sterbender Kinder, schlechte Nachrichten und Konflikte zu vermeiden. Aber auch Konflikte mit der Rolle als primäre Betreuungsperson und deren Funktion als Beschützer*in, sowie der Unsicherheit, wie man ein so heikles Thema effektiv besprechen kann, sind ausschlaggebende Faktoren. Obwohl

Kinder vielleicht darüber reden möchten, meiden die meisten Familien ein solches Gespräch, im Glauben, dass das todkranke Kind das Ausmaß seiner Krankheit nicht verstehen könnte bzw. dass es besser wäre, dieses von einer möglichen Belastung durch das erlangte Wissen zu verschonen. Trotz dieser Argumente kann die Unwissenheit des betroffenen Kindes in Bezug auf dessen Diagnose in Isolation, Misstrauen, oder einer schlechten psychosozialen Anpassung münden. Spezialist*innen für pädiatrische Palliativmedizin betonen im Allgemeinen die Wichtigkeit eines offenen und ehrlichen Umgangs am Lebensende eines Kindes von Seiten der Eltern. Dies ermöglicht die Aufrechterhaltung eines Vertrauensverhältnisses, sowie die Bewältigung kindlicher Ängste in der terminalen Phase. Diese Studie zielte darauf ab, die Gründe primärer Betreuungspersonen (Mutter, Vater, Tante, Onkel, Großeltern) für das Meiden eines Gespräches über den bevorstehenden Tod mit dem sterbenden Kind und dessen Geschwistern, zu erörtern.

Methodik: Die Zielgruppe wurde zwischen Februar 2010 und Februar 2011 von Organisationen rekrutiert, die sich um Familien mit Kindern, die eine palliative Versorgung erhalten kümmerten. Die Teams der Palliativversorgung stammten aus vier Organisationen: „Starship Children´s Hospital", „Child Cancer Foundation", „Heart Children Foundation" und "True Colors" – und fungierten als Bindeglied zwischen den Forscher*innen und potenziellen Teilnehmer*innen. Die befragten Personen erhielten ein Informationsblatt und waren teilnahmeberechtigt, wenn sie als primäre Betreuungsperson fungierten und deren Kind sich zum Zeitpunkt der Datenerhebung in palliativer Betreuung befand, oder der Tod des Kindes etwa sechs Monate oder mehr zurücklag. Des Weiteren war die englische Sprache, ein angemessenes Alter und deren kognitive Fähigkeit ausschlaggebend für die Teilnahme. Der Erstkontakt wurde per Telefonanruf hergestellt. Die Datenerhebung erfolgte mittels Interviews, die in der Wohnung oder am Arbeitsplatz von 19 primären Betreuungsperson durchgeführt wurden. Die Dauer der Befragung umfasste 25 bis 93 Minuten. Die Interviews wurden audioaufgezeichnet, sowie anschließend transkribiert und analysiert. Zur induktiven thematischen Analyse wurde die „Braun-Clark-Methode" angewandt. Die Qualitative Analyse erfolgte anhand des Computerprogrammes „NVivo" (QSR International, Melbourne, Australien). Die transkribierten Interviews wurden mehrmals gelesen, mit anschließender Bildung von Themenbereichen. Zitate wurden auf einer semantischen Ebene kodiert, ohne, dass die Aussagen interpretiert wurden.

Ergebnisse: Von 15 kontaktierten Familien, willigten 13 Familien in die Teilnahme ein.

„Reasons for avoiding talking about death described by primary caregivers": Primäre Betreuungspersonen, die es mieden, mit ihrem sterbenden Kind und dessen Geschwister über das Thema Tod zu sprechen, gaben an, ihre Kinder schützen zu wollen.

„Avoiding negative changes in relationships": Einige Teilnehmer*innen vermieden die Kommunikation bzgl. dieses Themas, um die Beziehung zu Personen zu schützen, die in ihre Familie involviert waren. Des Weiteren gaben sie an, das sterbende Kind wollte nicht über den nahenden Tod sprechen, oder es bestand nicht die Notwendigkeit eines solchen Gesprächs. Andere Betreuungspersonen wollten einfach nicht als die Person angesehen werden, die eine schlechte Nachricht überbrachte. Häufig wurde ein Gespräch über den nahenden Tod wiederum als überflüssig empfunden, da es so schien, als ob das erkrankte Kind bereits alle wichtigen Informationen von selbst verstanden hätte. Aber auch die Angst davor, ohne professionelle Unterstützung eine so schwere Nachricht zu überbringen, war ein ausschlaggebender Faktor.

„Avoiding negative changes in emotions": Gründe, warum primäre Betreuungspersonen das Gespräch mieden, bezogen sich auf die Vermeidung von negativ emotionalen Reaktionen, sowie den Verlust von Hoffnung. Sie sahen dieses Meiden gleichzeitig als eine Möglichkeit, die Emotionen ihres Kindes zu regulieren. Ein kleiner Anteil der Befragten hat aus Angst vor Schuldzuweisungen von Anderen oder dem sterbenden Kind bzw. Schuldgefühle diesem gegenüber nicht über die Krankheit gesprochen. Viele vermieden es, sensible Informationen preiszugeben, um ihr todkrankes Kind stabil zu halten.

„Avoiding negative changes in perceptions": Kinder vor dem Unbekannten und dem Stigma des Sterbens zu schützen, war ein weiterer Grund für das Meiden eines offenen Gespräches über den nahenden Tod. Primäre Betreuungspersonen waren in den meisten Fällen nicht damit vertraut, wie sie mit ihrem sterbenden Kind über das heikle Thema des Todes sprechen konnten. Viele mieden das Gespräch mit ihren Kindern, um negative Veränderungen in der Lebensführung und den kindlichen Gefühlen, sowie in deren Beziehung zum Kind, zu umgehen.

„Reasons for talking about death described by primary caregivers": Ein Teil der befragten primären Betreuungspersonen sprach das Thema des Sterbens offen an, um das erkrankte Kind auf dessen Tod vorzubereiten.

„Acknowledging": Viele Betreuungspersonen waren sich bewusst, dass das sterbende Kind und dessen Geschwister die Realität der Situation kannten. Die betroffenen Kinder hatten häufig aufgrund körperlicher Symptome, oder durch das Verhalten der Personen in ihrem Umfeld ein Gespür dafür. Die meisten Familien haben es sich zur Aufgabe gemacht, stets offen und ehrlich mit ihren Kindern zu kommunizieren. Viele beantworteten die Fragen der Kinder in Bezug auf ihre Krankheit ganz offen, ohne den nahenden Tod zu leugnen oder Informationen zu erzwingen.

„Enabling": Primären Betreuungspersonen, die es ihrem Kind ermöglichten sich auf den nahenden Tod vorbereiten zu können, förderten gleichzeitig die Stärken des Kindes. Einige Teilnehmer*innen hofften, dass sich der Fokus des Kindes, indem sie diesem die Erlaubnis zum Sterben gewährten, von der Hoffnung auf Heilung, hin auf die Verbesserung der Lebensqualität lenkten. Viele bestätigten die positive Wirkung im kindlichen Ausdruck von Hoffnung, Willenskraft und Stärke, der diesem ermöglichte, mit dem Thema Sterben offen umgehen und mit der Familie ohne Zwang darüber sprechen zu können. Primäre Betreuungspersonen hofften, dass eine offene Kommunikation die fundierte Entscheidungsfindung erleichtern würde.

„Teaching": Die meisten der befragten Personen, welche mit ihrem Kind offen über das Thema sprachen, waren der Meinung, dass die Vorbereitung des Kindes auf dessen eigenen Tod die beste Art und Weise sei, um sicherzustellen, dass er/sie sich mit der Masse an Informationen nicht überfordert fühlte. Sie äußerten die Hoffnung, dass das Gespräch über den Tod das erkrankte Kind lehren würde, mit schwierigen Erfahrungen umgehen, die Ursachen ihrer Situationen verstehen, auch das weniger Glückliche schätzen und einen Weg durch ihre Situation finden zu können (Gaab et al., 2013).

4.3. Synthese

Werden die inkludierten Studien hinsichtlich der Kommunikation zwischen professionellen Gesundheits- und Krankenpflegepersonen, den sterbenden Kindern und deren Eltern analysiert, so können die Hauptergebnisse anhand von vier Cluster abgedeckt werden. Die gewonnenen Ergebnisse beziehen sich auf die Gestaltung der Kommunikation von Seiten der professionellen Gesundheits- und Krankenpflegepersonen, Gründe, warum die Informationsvermittlung seitens der Eltern an das Kind vermieden wurde, sowie die Gründe und Kommunikationsstrategien der primären Bezugspersonen für das Führen eines offenen und ehrlichen Gespräches. Das vierte Cluster umfasst Herausforderungen, mit welchen die professionelle Gesundheits- und Krankenpflegeperson konfrontiert wird.

1. Die Gestaltung der Kommunikation im palliativen pädiatrischen Setting von Seiten der professionellen Gesundheits- und Krankenpflegeperson

Die gewonnenen Ergebnisse der Publikation von Ekberg et al. betonten die Wichtigkeit einer offenen und ehrlichen, sowie vertrauensvollen Kommunikation zwischen den professionellen Gesundheits- und Krankenpflegepersonen, dem sterbenden Kind und dessen Eltern. Der Familie auf einer der Situation angemessenen Gefühlsebene gegenüberzutreten und die Kommunikation mit Mitgefühl und Sensibilität für Familienbedürfnisse zu gestalten, waren grundlegende Elemente der Palliativversorgung (Ekberg et al., 2018). Auch Montgomery et al. benannten die Wichtigkeit einer vertrauensvollen Beziehung und Kommunikation im pädiatrischen Palliativsetting. Die Fähigkeit, intime Momente aufzubauen und die körperliche und emotionale Bindung zwischen dem sterbenden Kind und dessen Familie unter den gegebenen Umständen zu fördern, zählten zum Aufgabenbereich der professionellen Gesundheits- und Krankenpflegeperson. Die pflegerische Versorgung musste auf die tatsächlichen Bedürfnisse des erkrankten Kindes angepasst werden, um eine unterstützende, individualisierte und umfassende Versorgung zu ermöglichen (Montgomery et al., 2017). Melin-Johansson et al. betonten die Bedeutung der Fähigkeit pädiatrischer professioneller Gesundheits- und Krankenpflegepersonen, Emotionen zu zeigen, mit Mitgefühl und Engagement zu agieren, klinisch präzise zu arbeiten, präsent und erreichbar zu sein, sowie einen respektvollen und ehrlichen Umgang sicherzustellen. Die Bindung, die professionelle Gesundheits- und Krankenpflegepersonen zum sterbenden Kind aufbauten, basierte auf einer ehrlichen Fürsorge, indem auf emotionale und physische Bedürfnisse des Kindes individuell eingegangen wurde. Die Kontinuität in der Fürsorge war der Schlüssel zum Aufbau von Vertrauen und einer pflegerischen Bindung (Melin-Johansson et al., 2014). Laut França et al. bildete die Kommunikation, durch die Demonstration von Zuneigung, Aufmerksamkeit und Stabilität, die Basis einer guten zwischenmenschlichen Beziehung. Eine authentische Gesprächsführung war von großer Bedeutung und ermutigte das erkrankte Kind seine Gedanken, Gefühle und Erwartungen auszudrücken, was wiederum den Aufbau einer vertrauensvollen Bindung förderte (França et al., 2013).

Melin-Johansson et al. zählten unter anderem die Informationsvermittlung in einer verständlichen und nachvollziehbaren Alltagssprache zu den essenziellen Aufgaben der professionellen Gesundheit- und Krankenpflegepersonen. Diese Informationen umfassten die Mitteilung bzgl. des weiteren Behandlungsverlaufs, aber auch die Möglichkeit der Beteiligung an der Entscheidungsfindung (Melin-Johansson et al., 2014). Auch Tenniglo et al. kamen in ihrer Studie zu dem Ergebnis, dass das Engagement von Seiten der professionellen Gesundheits- und Krankenpflegeperson und das Bereitstellen von Entscheidungsmöglichkeiten hinsichtlich des weiteren Behandlungsverlaufs stärkend zu einem positiven Beziehungsaufbau beitrugen. Familienangehörige legten einen großen Wert auf die Informationsvermittlung bzgl. der Diagnose und der weiteren Behandlung im jeweiligen Stadium. Die befragten Eltern schätzten eine aktive Beteiligung an der Entscheidungsfindung (Tenniglo et al., 2017). Laut Bloomer et al. lag der Fokus in der palliativen Versorgung nicht mehr auf der Lebenserhaltung, sondern auf der Demonstration von Fürsorge, sowie der Konzentration auf die Bedürfnisse des sterbenden Kindes (Bloomer et al., 2015).

2. <u>Gründe, für die Vermeidung der Informationsvermittlung an das sterbende Kind</u>

Das Alter und der Charakter des Kindes waren häufig ein ausschlaggebender Faktor für das Meiden der Gespräche rund um die Themen Tod und Sterben.

In der Publikation von Atout et al. versuchten Eltern ihre Kinder zu schützen, indem sie diesen nur Teilinformationen vermittelten, die dem Alter und der Erkennungsfähigkeit des Kindes angemessen waren (Atout et al., 2018). Laut Gaab et al. hatten die Eltern häufig das Bedürfnis, ihr sterbendes Kind schützen zu wollen, indem durch das Meiden der Informationsvermittlung die kindliche Hoffnung nicht zerstört und somit zusätzliche Schmerzen umgangen wurden. Aber auch die Angst vor Schuldzuweisungen waren ein ausschlaggebender Faktor. In vielen Fällen waren die primären Bezugspersonen nicht damit vertraut, ein so heikles Thema wie den Tod, mit dem eigenen Kind zu besprechen und hatten Angst davor, dem Kind ohne professionelle Unterstützung eine so schwere Nachricht zu überbringen. Häufig übernahm die Angst, kindliche Gefühle zu verletzen, oder dass sich die Beziehung zum Kind negativ verändern könnte, die Oberhand (Gaab et al., 2013). Auch in den Ergebnissen von Geest et al., mieden die Befragten solche Konversationen, da die Angst vor Schuldzuweisungen, oder einer negativen Veränderung in der Beziehung zum erkrankten Kind vorherrschend waren, bzw. die Hoffnung auf Heilung noch allgegenwärtig war. Häufig war aber auch hier das Alter oder der Charakter des Kindes ein ausschlaggebender Faktor. Jedoch kam es auch vor, dass das Kind klar äußerte, nicht über Themen wie Tod und Sterben sprechen zu wollen (Geest et al., 2015).

3. <u>Gründe und Kommunikationsstrategien der primären Bezugspersonen, um mit dem Kind ein offenes und ehrliches Gespräch zu führen</u>

Die Teilnehmer*innen der Studie von Gaab et al. betonten, dass eine offene Art der Kommunikation die Beantwortung kindlicher Fragen ermöglichte, deren Lebensqualität verbesserte und eine positive

Wirkung im Ausdruck der kindlichen Willenskraft und Stärke zeigte. Gleichzeitig wurde dem Kind die Möglichkeit gegeben, die Ursachen seiner Situation zu verstehen und seinen Weg durch diese zu finden (Gaab et al., 2013). Van der Geest et al. kamen in ihrer Studie zu dem Ergebnis, dass durch ein offenes Gespräch kindliche Ängste deutlich minimiert werden konnten und Familien enger zusammengebracht wurden. Die Kommunikationsstrategien, denen sich sowohl primäre Betreuungspersonen, als auch professionelle Gesundheits- und Krankenpflegepersonen bedienten, umfassten häufig die Verwendung von Geschichtsbüchern, oder das Erzählen symbolischer Geschichten, wobei immer die Anwendung eines angemessenen Wortschatzes Voraussetzung war (van der Geest et al., 2015). Auch Jalmsell et al. erkannten die Wirksamkeit von Märchen, Büchern oder Filmen, die die Entstehung eines Gespräches ermöglichten, das ansonst häufig als zu schwierig empfunden worden wäre. Vor allem jüngeren Kindern wurde durch die Anwendung solcher Kommunikationsmethoden ermöglicht, das Konzept des Todes zu verstehen. Aber auch der Tod einer anderen Person, oder die praktische Vorbereitung durch die Mitgestaltung am eigenen Begräbnis half dem sterbenden Kind, mit seiner Situation besser umgehen zu können. Gespräche, über das Leben nach dem Tod und das Jenseits, waren in der terminalen Phase üblich und zeigten einen deutlich positiven Effekt. Häufig kam es auch vor, dass sich das erkrankte Kind seiner Situation bereits bewusst war und somit das Gespräch selbst initiierte (Jalmsell et al., 2015). Ferrell et al. kamen in ihrer Studie ebenfalls zu dem Ergebnis, dass sterbende Kinder meist bereits ein Gespür und Verständnis für ihre Situation hatten und über das Leben nach dem Tod häufig ohne Angst, Trauer oder Schmerz sprachen. Sie empfanden bereits Verstorbene, sowie Engel als Beweis für die Existenz des Himmels und sahen darin eine symbolische Brücke zwischen Himmel und Erde (Ferrell et al., 2016).

4. Herausforderungen, mit welchen die professionelle Gesundheits- und Krankenpflegeperson im pädiatrischen Palliativsetting konfrontiert wird

Laut Ferrell et al. nahmen professionelle Gesundheits- und Krankenpflegepersonen vor allem für das sterbende Kind eine tragende Rolle ein, indem sie diesem präsent zur Seite standen und versuchten, dessen Sinn für Spiritualität zu erkennen. Durch ihre Position waren sie in der Lage, auf unzählige kindliche Fragen über Gott und den spirituellen Glauben, welcher stark von der Kultur und der Tradition geprägt war, einzugehen und Rituale gemeinsam durchzuführen. Aber auch für die Familie des betroffenen Kindes nahmen professionelle Gesundheits- und Krankenpflegepersonen eine tragende Rolle ein, indem sie unterstützend ermöglichten, die Spiritualität des Kindes zu verstehen und somit Frieden am Ende dieser schmerzhaften Reise zu finden (Ferrell et al., 2016). In der Publikation von Stayer & Lockhart beschrieben die befragten professionellen Gesundheits- und Krankenpflegepersonen die Fürsorge eines sterbenden Kindes, welche unter anderem die psychosoziale Betreuung der Familienangehörigen umfasste, als emotional sehr belastend. Professionelle Gesundheits- und Krankenpflegepersonen fühlten sich häufig „schuldig", wenn sie mit der Familie und dem sterbenden Kind ein offenes Gespräch führten und somit das letzte Stück Hoffnung auf Genesung verloren ging. Des Weiteren bestand die ständige Gefahr, dass professionelle Gesundheits- und Krankenpflegepersonen Grenzen überschritten und eine zu enge Beziehung zum Kind und dessen Familie eingingen (Stayer & Lockhart, 2016). Atout et al., kamen in ihrer Studie zu dem Ergebnis, dass es für professionelle Gesundheits- und Krankenpflegepersonen im pädiatrischen Palliativsetting sehr wichtig war, innerhalb ihrer beruflichen Grenzen zu bleiben, um sich selbst vor emotional belastenden Situationen zu schützen (Atout et al., 2018).

4.4. Zusammenfassung der Ergebnisse

Werden die vorliegenden Ergebnisse der Publikationen betrachtet, so kann angenommen werden, dass diese zur Beantwortung der zu Beginn gestellten Forschungsfragen passend gewählt wurden.

Eine offene, vertrauensvolle und ehrliche Gesprächsführung, von Seiten der professionellen Gesundheits- und Krankenpflegeperson, ist die Grundvoraussetzung, damit die Kommunikation mit dem an einer lebensbedrohlichen Krankheit leidenden Kind und dessen Familie fördernd und unterstützend gestaltet werden kann. Die Gestaltung der Kommunikation wurde nicht nur auf die Bedürfnisse des sterbenden Kindes angepasst, sondern es war wichtig, dieses in seiner Ganzheit zu betrachten, wodurch der starke Einbezug der gesamten Familie, sowie die Erkennung derer Bedürfnisse von enormer Bedeutung war. Indem professionelle Gesundheits- und Krankenpflegepersonen das Vertrauensverhältnis und die Beziehung zum Kind und dessen Familie aufbauten und förderten, gelang es gleichzeitig, die Basis einer unterstützenden Kommunikation herzustellen. Mit Beziehung wurde dabei ein offener und ehrlicher Umgang gemeint, der die Entwicklung einer bestmöglichen pflegerische Versorgung ermöglicht, die auf der Demonstration von Zuneigung, Sensibilität und Aufmerksamkeit gegenüber dem sterbenden Kind und dessen Familie beruht, wobei auf die emotionalen und physischen Bedürfnisse eingegangen wird. Familienangehörige betonten unter anderem die positive Auswirkung der Kontinuität in der pflegerischen Versorgung, welche wiederum den Aufbau eines Vertrauensverhältnisses, sowie einer pflegerischen Bindung ermöglichte. Gespräche über den Tod sollten den familiären Bedürfnissen angepasst werden und in einer verständlichen, kindgerechten und authentischen Alltagssprache geführt werden.
Eltern wollten vor allem Informationen bzgl. der Diagnose und des weiteren Behandlungsverlaufes in Erfahrung bringen. Besonders wichtig war dabei, dass die Eltern bzw. falls möglich auch die Kinder über die bestehenden Optionen des weiteren Verlaufs aufgeklärt wurden und sich aktiv an der Entscheidungsfindung beteiligen konnten. Professionelle Gesundheits- und Krankenpflegepersonen hatten dabei die Aufgabe, den Eltern bzw. dem Kind ausreichend Informationen zur Verfügung zu stellen, sich zu versichern, dass diese auch verstanden wurden und diese falls notwendig öfters zu wiederholen. Die Fähigkeit, Unterstützung während und nach sensiblen Gesprächen für das

sterbende Kind und dessen Familienangehörige bereitzustellen, war ein entscheidender Bestandteil einer unterstützenden bzw. fördernden Kommunikation im pädiatrischen Palliativsetting.
Viele der befragten Eltern führten eine offene und ehrliche Kommunikation mit ihrem erkrankten Kind bzgl. der Themen Tod und Sterben. Die Auswirkungen waren meist positiver Art und fast niemand der befragten Personen bereute anschließend die Entscheidung, offen mit dem Kind darüber gesprochen zu haben. Den Erfahrungen nach resultierte eine offene Gesprächsführung meist in einer Minderung der kindlichen Ängste. Des Weiteren erhielten erkrankte Kinder dadurch häufig eine andere Sichtweise auf ihre Erkrankung, ihre Fragen konnten beantwortet werden und Familien wurden enger zusammengebracht. Des Öfteren kam es vor, dass Eltern berichteten, ihr Kind hatte bereits ein Gespür für die Begrenztheit seines Lebens und wusste instinktiv, dass es bald sterben werde.
Jedoch führten nicht alle der befragten Eltern ein offenes und ehrliches Gespräch mit ihrem sterbenden Kind über dessen Prognose. Die Gründe für das Meiden eines solchen Gespräches waren häufig mit den elterlichen Ängsten vor den Folgen bzgl. der Beziehung zu ihrem Kind, oder der Auswirkung auf den kindlichen Lebenswillen gekoppelt. In diesem Zusammenhang hatten professionelle Gesundheits- und Krankenpflegepersonen die Aufgabe, die elterlichen Ängste zu mindern, ihnen während der Gesprächsführung unterstützend zur Seite zu stehen, oder sie vor dem Gespräch auf mögliche Reaktionen des Kindes vorzubereiten. Des Weiteren war es für Eltern entlastend, wenn sie Informationen zur bestmöglichen Herangehensweise und zur Anwendung von unterschiedlichen Kommunikationsstrategien erhielten, um ein solch belastendes Gespräch führen zu können.
Die Voraussetzung für Gespräche mit Kindern, welche die Themen Tod und Sterben behandelten, war die Anwendung einer kindgerechten und dem Alter entsprechenden Sprache, welche diesen ermöglichte, die Komplexität des Todes zu verstehen. Die angewandten und empfohlenen Kommunikationsstrategien konnten unterschiedlicher Art sein, wobei sowohl professionelle Gesundheits- und Krankenpflegepersonen, als auch Eltern über einen positiven Outcome bei der Verwendung von Geschichtsbüchern, Filmen oder Märchen, um den Tod kindgerecht erklären zu können, berichteten. Aber auch Gespräche über den Tod einer anderen/bekannten Person waren häufig hilfreich, um das Gespräch verständlicher und anschaulicher zu gestalten. Gespräche über Gott und das Jenseits zeigten einen deutlich positiven Effekt und waren im terminalen Setting üblich, da der spirituelle Glaube des Kindes eine bedeutende Rolle einnahm. Dieser Glaube konnte wiederum für Eltern ein hilfreicher Faktor in der Gesprächsführung sein, damit das sterbende Kind den Sinn hinter den Begriffen Tod und Sterben verstehen konnte. Diese Strategie der Kommunikation wurde von vielen Eltern als sehr hilfreich empfunden, da sie die kindlichen Ängste minimieren konnten. Die Annahme, dass sie im Himmel nicht allein sein werden und die Trennung von ihrer Familie nur für eine bestimmte Zeit sei, spendete vielen Kindern, in einer ansonst von Emotionen bestimmten Zeit, Trost.

5. Diskussion

In diesem Kapitel werden die Ergebnisse nun mit dem wissenschaftlichen und theoretischen Kontext in Zusammenhang gebracht, sowie dementsprechend diskutiert und kritisch reflektiert.

Die gewählten Publikationen betrachteten die Erfahrungen und Empfindungen der professionellen Gesundheits- und Krankenpflegepersonen, falls möglich der sterbenden Kinder, sowie deren Eltern bzw. primären Bezugspersonen. Aufgrund dessen kann davon ausgegangen werden, dass die primäre Zielsetzung dieser Bachelorarbeit im Rahmen der Literaturanalyse erreicht wurde. Des Weiteren ermöglicht dies, das Thema der Kommunikation im palliativen pädiatrischen Setting aus allen drei Perspektiven zu beleuchten. Die verwendeten Kommunikationsstrategien der professionellen Gesundheits- und Krankenpflegepersonen wurden von den befragten Eltern bzw. sterbenden Kindern meist als sehr passend beschrieben. Der primäre Zweck der Kommunikation bestand darin, einen Beziehungsaufbau zu ermöglichen, der die Annahme von der bereitgestellten Unterstützung Seitens der professionellen Gesundheits- und Krankenpflegeperson und die Entwicklung von Vertrauen in deren pflegerischen Tätigkeiten ermöglichte. Leider kam es auch vor, dass professionelle Gesundheits- und Krankenpflegepersonen ihre Rolle nicht ernst nahmen, oder nicht der Situation entsprechend handelten. Eltern berichteten von Situationen, in denen ihnen professionelle Gesundheits- und Krankenpflegepersonen nicht mit einem der Situation angepassten Mitgefühl begegneten, sich nicht versicherten, ob die gegebenen Informationen auch verstanden und aufgenommen wurden, oder für sie und dem erkrankten Kind in entscheidenden Situationen nicht präsent waren. Professionelle Gesundheits- und Krankenpflegepersonen rechtfertigten dies häufig damit, dass sie bestimmte Handlungen bereits routinemäßig durchführten und nicht mehr das Feingefühl für die Sorgen und Ängste der Familien hatten. Häufig war auch einfach nicht die Zeit für längere und umfassende Gespräche gegeben, oder sie wollten nicht die Gefahr eingehen, eine zu enge Bindung zum sterbenden Kind und dessen Familie aufzubauen. Die genannten Gründe sind zwar verständlich und nachvollziehbar, trotzdem sollten sich professionelle Gesundheits- und Krankenpflegepersonen im pädiatrischen Palliativsetting stets der Bedeutung ihrer Rolle bewusst sein. Professionelle Gesundheits- und Krankenpflegepersonen sind in einer Position, in der sie das sterbende Kind und dessen Familie am besten kennenlernen können, stets die primäre Ansprechperson sind und somit auch die größte Unterstützung darstellen. Die Familien und das erkrankte Kind befinden sich in einer Ausnahmesituation und bedürfen einer Leitperson, die sie durch diese schwere Zeit führt und stets zur Seite steht.

Aus diesem Grund wäre es von Vorteil, dass professionelle Gesundheits- und Krankenpflegepersonen im pädiatrischen Palliativsetting das Modell der Bezugspflege anwenden würden und somit im Rahmen ihrer Dienstzeit stets dieselben Patient*innen betreuen könnten. Die Familien wären somit nicht dem ständigen Wechsel der professionellen Gesundheits- und Krankenpflegepersonen ausgesetzt und hätten die Möglichkeit, Vertrauen aufzubauen. Die jeweilige

professionelle Gesundheits- und Krankenpflegeperson würde dadurch das sterbende Kind und dessen Eltern von Beginn an kennen, wodurch eine individuelle und auf die Bedürfnisse ausgerichtete pflegerische Versorgung bereitgestellt werden könnte. Auch die Entstehung einer vertrauensvollen und unterstützenden Beziehung würde dadurch positiv bekräftigt werden, was gleichzeitig dem theoretischen Modell von Swanson entsprechen würde.
Professionelle Gesundheits- und Krankenpflegepersonen hätten die Möglichkeit, den Pflegeprozess nach Swanson von Beginn an durchzuführen und das sterbende Kind und dessen Familie Schritt für Schritt adäquat zu begleiten, mit dem stetigen Fokus auf die Fürsorge.
Im ersten Prozessschritt, dem „knowing" besteht die Aufgabe der professionellen Gesundheits- und Krankenpflegeperson darin, die Persönlichkeit des Kindes, sein Umfeld, den Kulturkreis, aus dem es stammt, sowie dessen Familie kennen zu lernen. Die professionelle Gesundheits- und Krankenpflegeperson möchte in diesem Prozessschritt in Erfahrung bringen, inwieweit das erkrankte Kind und dessen Familie bereits Wissen über die Krankheit haben, wie sie mit der Krankheit umgehen und ob das Kind bereits Erfahrung mit unterschiedlichen Behandlungsansätze hatte. Das Ziel dieses Prozessschrittes besteht darin, das erkrankte Kind in seiner Ganzheit kennenzulernen, um einen individuellen Pflegeprozess entwickeln zu können.
Im zweiten Prozessschritt „being with" besteht die Aufgabe der professionellen Gesundheits- und Krankenpflegeperson darin, das Kind als Individuum anzusehen und seine bisherigen Erfahrungen zu verstehen, um sich diesem emotional öffnen zu können. Unter Emotional öffnen wird die Fähigkeit verstanden, dem sterbenden Kind mit Mitgefühl, Respekt und Sensibilität für dessen Bedürfnisse gegenüberzutreten. Ein unterstützender und vertrauensvoller Beziehungsaufbau und die Fähigkeit, dem Kind das Gefühl zu vermitteln, ständig anwesend zu sein, sind in diesem Prozessschritt von zentraler Bedeutung. Des Weiteren hat die professionelle Gesundheits- und Krankenpflegeperson die Aufgabe, die Realität des Kindes anzunehmen und diesem das Gefühl zu geben, dessen subjektive Realität zu verstehen.
Im dritten Prozessschritt „doing for" möchte die professionelle Gesundheits- und Krankenpflegeperson dem Kind und dessen Familie etwas Gutes tun. Diese guten Taten können unterschiedlichster Art sein und werden individuell auf die Bedürfnisse des Kindes und dessen Familie abgestimmt. So könnte die professionelle Gesundheits- und Krankenpflegeperson beispielsweise, falls es die strukturellen Gegebenheiten und der gesundheitliche Zustand des Kindes zulässt, die Erfüllung der letzten Wünsche des Kindes ermöglichen. Aber auch die Präsenz in herausfordernden Situationen, das Trösten des Kindes bzw. der Eltern in traurigen Momenten, oder das Schaffen einer angenehmen Umgebung, in der sich das sterbende Kind wohlfühlt, zählen laut Swanson zum Aufgabenbereich der professionellen Gesundheits- und Krankenpflegeperson.
Im vierten Prozessschritt „enabling" bietet die professionelle Gesundheits- und Krankenpflegeperson eine Stütze in den Übergang von einer Lebenspassage in eine andere. Bei bevorstehenden unbekannten Ereignissen, wie etwa einer neuen Behandlungsmethode, aktiviert die professionelle Gesundheits- und Krankenpflegeperson das Kind dahingehend, dass es in der Lage ist, unbekannte Ereignisse und neue Herausforderungen meistern zu können. In diesem Prozessschritt möchte die

professionelle Gesundheits- und Krankenpflegeperson das sterbende Kind dazu befähigen, Gefühle zulassen und zeigen zu können, damit eine adäquate Unterstützung bereitgestellt werden kann. Des Weiteren verfügen professionelle Gesundheits- und Krankenpflegepersonen in diesem Prozessschritt über die Fähigkeit, dem Kind und dessen Eltern Informationen in einem entsprechenden Rahmen und in einer angepassten Art und Weise mitzuteilen, Alternativen aufzuzeigen und diese in die Entscheidungsfindung miteinzubinden. Das regelmäßige Bereitstellen von positiver Rückmeldung an das Kind und dessen Eltern, ist von großer Bedeutung.

Im fünften Prozessschritt „maintaining belief" besteht die Aufgabe der professionellen Gesundheits- und Krankenpflegeperson darin, durch das Schaffen von Vertrauen selbst in aussichtslosen Situationen einen realistischen Optimismus zu bieten. Die professionelle Gesundheits- und Krankenpflegeperson zeigt dem Kind, dass sie an dessen Fähigkeiten glaubt, stets bereit ist Hilfestellung zu bieten und sich ihrer Unterstützungsfunktion bewusst ist. Das Schaffen von Vertrauen und das Gegenübertreten mit Wertschätzung, vermittelt dem Kind das Gefühl, jegliche Ereignisse meistern zu können und sollte deshalb während des gesamten Pflegeprozesses das Bestreben der professionellen Gesundheits- und Krankenpflegeperson sein.

Vielen der befragten professionellen Gesundheits- und Krankenpflegepersonen gelang es größtenteils, einen Pflegeprozess nach Swansons Theorie zu erstellen. Sie bemühten sich darum, den Optimismus der Familie zu wahren, aber gleichzeitig eine realistische Sichtweise auf die Situation des Kindes beizubehalten. Für professionelle Gesundheits- und Krankenpflegepersonen ist es wichtig, die Entscheidung der Eltern stets zu akzeptieren. Es kann immer wieder vorkommen, dass Situationen entstehen, in denen sie selbst anders gehandelt hätten. So berichteten einige professionelle Gesundheits- und Krankenpflegepersonen, dass es für sie sehr schwer nachvollziehbar war, wenn Eltern das offene Gespräch mit ihrem Kind über dessen Prognose mieden. Die Professionalität ihres Berufsfeldes setzt in solchen Situationen die Fähigkeit voraus, die Gründe der Eltern zu verstehen versuchen und sie in ihrer Entscheidung so gut wie möglich zu unterstützen.

Das Ziel der pädiatrischen Palliativversorgung sollte stets die Förderung des kindlichen Wohlbefindens, sowie die Begleitung der Familie durch diese schwere Zeit sein. Um dies zu erreichen, müssen professionelle Gesundheits- und Krankenpflegepersonen im palliativen pädiatrischen Setting über eine Bandbreite an Fähigkeiten verfügen, um eine adäquate und unterstützende pflegerische Versorgung bereitstellen zu können. Auf diese unterschiedlichen Fähigkeiten bzgl. der Kommunikation mit sterbenden Kindern und deren Familien gehen Dunphy und Kubillus in ihrem Werk aus dem Jahr 2014 genauer ein.

Die erste wichtige Eigenschaft, über die professionelle Gesundheits- und Krankenpflegepersonen verfügen müssen, ist das Ausstrahlen von Selbstsicherheit. Die Ausstrahlung dieser vermittelt den sterbenden Kindern und dessen Familien Sicherheit, sie beginnen sich zu entspannen und können wichtige Informationen besser aufnehmen.

Die zweite wichtige Eigenschaft ist jene der Höflichkeit. Unter Höflichkeit wird im pädiatrischen Palliativsetting ein informeller Stil, gutes Benehmen, sowie eine respektvolle Gesprächsführung gemeint, welche den Aufbau einer klinischen Beziehung ermöglicht. Professionelle Gesundheits- und Krankenpflegepersonen verfügen über die Fähigkeit, Situationen einschätzen zu können und durch ihr umfassendes klinisches Wissen gelingt es ihnen schneller, eine unterstützende Beziehung aufzubauen und die so wichtige Selbstsicherheit auszustrahlen. Die Beziehung zwischen professionellen Gesundheits- und Krankenpflegepersonen, dem strebenden Kind und dessen Eltern muss stark von Vertrauen geprägt sein, wobei der Aspekt des „Wahrheit Sagens" eine zentrale Rolle einnimmt. Professionellen Gesundheits- und Krankenpflegepersonen fühlen nicht mit den Patient*innen und deren Familien mit, sondern fühlen sich ein. Sie zeigen ihre menschliche Seite und führen mit dem strebenden Kind und dessen Familie Gespräche, wobei sie sowohl einen informellen, als auch formellen Sprachstil, der auf Mitgefühl und Freundlichkeit beruht, verwenden. Die klinische Beziehung ist dabei von professioneller Verantwortung geprägt, indem sie beginnt, wenn Bedarf besteht, jedoch wieder beendet wird, sobald dieser Bedarf nicht mehr besteht.

Die Fähigkeiten der professionellen Gesundheits- und Krankenpflegeperson sind auch in der Überbringung von schlechten Nachrichten gefordert. Ein rücksichtsvolles Verhalten, das sich sowohl in der Körpersprache, als auch in der verbalen Sprache ausdrückt, eine ruhige Stimme, ein freundlicher Gesichtsausdruck, sowie eine Körperhaltung, die Offenheit signalisiert, sind in diesem Kontext von zentraler Bedeutung. Schlechte Nachrichten sollten unter anderem immer im Sitzen kommuniziert werden, da dies dem Kind und dessen Familie signalisiert, dass die professionelle Gesundheits- und Krankenpflegeperson ausreichend Zeit zum Reden und Zuhören hat.

Professionelle Gesundheits- und Krankenpflegepersonen müssen im pädiatrischen Palliativsetting anpassungs- und lernfähig sein. Diese Anpassung bedarf jedoch einer jahrelangen Erfahrung und ist ein Prozess, der mit Fehlern, Stress und Schmerzen verbunden ist. Jedoch sind nur jene professionellen Gesundheits- und Krankenpflegepersonen, die sich diesem Schmerz stellen in der Lage, sich weiterzuentwickeln und stärker und empathischer aus einer Situation hervorzugehen. In diesem Prozess gewinnen sie mehr Erkenntnis über sich selbst und können nun dem/der nächsten Patient*in mit all ihrer Erfahrung und der gewonnen Selbstsicherheit begegnen.

Am Ende eines Arbeitstages brauchen professionelle Gesundheits- und Krankenpflegepersonen jedoch viel Kraft und Erfahrung, um zu Hause die Gedanken an ihren beruflichen Alltag abschütteln und ihre Rolle als Ehepartner*in, Elternteil, oder ähnlichen annehmen zu können (Dunphy & Kubillus, 2014).

5.1. Limitationen

Die vorliegende systematische Literaturarbeit weist einige Limitationen auf. Zur Beantwortung der formulierten Forschungsfragen wurden ausschließlich Studien in englischer Sprache verwendet. Die Literaturrecherche konnte lediglich in frei zugänglichen Datenbanken durchgeführt werden und nur frei zugängliche Publikationen konnten für die Erstellung der vorliegenden Literaturarbeit verwendet werden. Der Veröffentlichungszeitraum der verwendeten Literatur beschränkt sich auf fünf Jahre und umschließt somit die Publikationsjahre 2014 – 2019, wobei ein Artikel im Jahr 2008, eine Studie im Jahr 2009 und zwei Studien im Jahr 2013 publiziert wurden. Des Weiteren wurde keine der eingeschlossenen Publikationen im deutschsprachigen Raum durchgeführt. Aufgrund der möglichen kulturellen, sowie spirituellen Unterschiede kann nicht mit Sicherheit davon ausgegangen werden, dass die Ergebnisse auf pädiatrische Stationen in österreichischen Krankenhäusern übertragen werden können.

5.2. Fazit und Ausblick

Hinsichtlich der Forschung ist im Bereich der Kommunikation zwischen professionellen Gesundheits- und Krankenpflegepersonen, den an einer lebensbedrohlichen Krankheit leidenden Kindern und deren Familien noch einiges notwendig. Aufgrund der individuellen Kommunikationsgestaltung ist es schwierig, allgemeingültige Aussagen zu treffen. Jedes erkrankte Kind machte unterschiedliche Erfahrungen in seinem bisherigen Leben und bedarf anderer Herangehensweisen, um einen adäquaten Beziehungsaufbau zu ermöglichen. Die zwischenmenschliche Beziehung kann sich mit jedem/jeder Patient*in unterschiedlich gestalten, wodurch die professionelle Gesundheits- und Krankenpflegepersonen mit der Aufgabe konfrontiert wird, auf die individuellen und kulturabhängigen Bedürfnisse jedes Kindes unterschiedlich einzugehen. Der Beziehungsaufbau bedarf einer umfassenden Investition an Zeit und Geduld. Das dadurch entstehenden Vertrauensverhältnis zwischen professionellen Gesundheits- und Krankenpflegepersonen, dem sterbenden Kind und dessen Familie ist jedoch maßgeblich, um eine pflegerische Versorgung, die auf Fürsorge und Unterstützung basiert, zu gewährleisten. Im Hinblick auf die Kommunikation im pädiatrischen Palliativsetting kann davon ausgegangen werden, dass ein Großteil der berufstätigen professionellen Gesundheits- und Krankenpflegepersonen im Umfang ihrer Ausbildung nicht ausreichend Wissen erlangt haben. Viele der befragten professionellen Gesundheits- und Krankenpflegepersonen berichteten, dass sie ihr Wissen bzgl. unterschiedlicher Kommunikationsstrategien und der Anwendung des richtigen Einfühlungsvermögens erst im Laufe der Zeit, durch die Erfahrung im pädiatrischen Palliativsetting erlangt haben. Daraus lässt sich schließen, dass im Bereich der Kommunikation und Fürsorge ein hoher Bedarf an von Fort- und Weiterbildungsmöglichkeiten besteht. Des Weiteren werden professionelle Gesundheits- und

Krankenpflegepersonen im palliativen pädiatrischen Setting immer wieder mit emotional belastenden Situationen konfrontiert. Damit die eigene Gesundheit nicht darunter leidet bzw. es nicht zur Überforderung und im schlimmsten Fall zum Burn-Out kommt, ist es enorm wichtig, dass professionelle Gesundheits- und Krankenpflegepersonen Strategien entwickeln bzw. Angebote zur Verarbeitung belastender Situationen in Anspruch nehmen. Diese Strategien können sehr unterschiedlich gestaltet werden und von Entlastungsgespräche mit den Teammitgliedern, mit Freunden oder dem/der Partner*in, über die regelmäßige Inanspruchnahme von Urlaubstagen, dem Nachgehen von persönlichen Hobbies und Vorlieben bis hin zum Versuch, die Arbeit nicht mit nach Hause zu nehmen, reichen. Angebote zur Verarbeitung belastender Situationen können von der jeweiligen Dienststelle bzw. Stationsleitung angeboten werden und umfassen beispielsweise das Gespräch mit einer externen, dafür ausgebildeten Person, ein allgemeines psychologisches Betreuungsangebot in regelmäßigen Abständen bzw. direkt nach der belastenden Situation, oder auch in diesem Zusammenhang das Angebot an Fort- und Weiterbildungsmöglichkeiten, in Bezug auf die Entwicklung und Anwendung von Strategien zur Verarbeitung von belastenden Situationen.

6. Literaturverzeichnis

Aldridge, J., Shimmon, K., Miller, M., Fraser, L. K., & Wright, B. (2017). 'I can't tell my child they are dying'. Helping parents have conversations with their child. *Archives of Disease in Childhood. Education and Practice Edition*, *102*(4), 182–187. https://doi.org/10.1136/archdischild-2016-311974

Andershed, B., & Olsson, K. (2009). Review of research related to Kristen Swanson's middle-range theory of caring. *Scandinavian Journal of Caring Sciences*, *23*(3), 598–610. https://doi.org/10.1111/j.1471-6712.2008.00647.x

Atout, M., Hemingway, P., & Seymour, J. (2018). The practice of mutual protection in the care of children with palliative care needs: A multiple qualitative case study approach from Jordan. *Journal of Pediatric Nursing*. Advance online publication. https://doi.org/10.1016/j.pedn.2018.12.004

Bloomer, M. J., O'Connor, M., Copnell, B., & Endacott, R. (2015). Nursing care for the families of the dying child/infant in paediatric and neonatal ICU: Nurses' emotional talk and sources of discomfort. A mixed methods study. *Australian Critical Care : Official Journal of the Confederation of Australian Critical Care Nurses*, *28*(2), 87–92. https://doi.org/10.1016/j.aucc.2015.01.002

Dunlop, S. (2008). The dying child: Should we tell the truth? *Paediatric Nursing*, *20*(6), 28–31. https://doi.org/10.7748/paed2008.07.20.6.28.c6628

Dunphy, J., & Kubillus, S. (2014). *Kommunikation mit Sterbenden: Praxishandbuch zur Palliative-Care-Kommunikation* (Dt.-sprachige Ausg). *Programmbereich Pflege Palliative Care*. Bern: Huber.

Ekberg, S., Bradford, N. K., Herbert, A., Danby, S., & Yates, P. (2018). Healthcare Users' Experiences of Communicating with Healthcare Professionals About Children Who Have Life-Limiting Conditions: A Qualitative Systematic Review. *Journal of Palliative Medicine*, *21*(10), 1518–1528. https://doi.org/10.1089/jpm.2017.0422

Ferrell, B., Wittenberg, E., Battista, V., & Walker, G. (2016). Nurses' Experiences of Spiritual Communication with Seriously Ill Children. *Journal of Palliative Medicine*, *19*(11), 1166–1170. https://doi.org/10.1089/jpm.2016.0138

França, J. R. F. d. S., da Costa, S. F. G., Lopes, M. E. L., da Nóbrega, M. M. L., & França, I. S. X. de. (2013). The importance of communication in pediatric oncology palliative care: Focus on Humanistic Nursing Theory. *Revista Latino-Americana De Enfermagem*, *21*(3), 780–786. https://doi.org/10.1590/S0104-11692013000300018.

Gaab, E. M., Owens, R. G., & MacLeod, R. D. (2013). Primary Caregivers' Decisions Around Communicating About Death With Children Involved in Pediatric Palliative Care. *Journal of Hospice & Palliative Nursing*, *15*(6), 322–329. https://doi.org/10.1097/NJH.0b013e318293dc20

Jalmsell, L., Kontio, T., Stein, M., Henter, J.-I., & Kreicbergs, U. (2015). On the Child's Own Initiative: Parents Communicate with Their Dying Child About Death. *Death Studies*, *39*(1-5), 111–117. https://doi.org/10.1080/07481187.2014.913086

Kane, H. L., Halpern, M. T., Squiers, L. B., Treiman, K. A., & McCormack, L. A. (2014). Implementing and evaluating shared decision making in oncology practice. *CA: a Cancer Journal for Clinicians*, *64*(6), 377–388. https://doi.org/10.3322/caac.21245.

Kassam, A., Skiadaresis, J., Alexander, S., & Wolfe, J. (2015). Differences in end-of-life communication for children with advanced cancer who were referred to a palliative care team. *Pediatric Blood & Cancer*, *62*(8), 1409–1413. https://doi.org/10.1002/pbc.25530

Masters, K. (2015). *Nursing theories: A framework for professional practice* (Second edition). Burlington, Ma: Jones & Bartlett Learning.

Melin-Johansson, C., Axelsson, I., Jonsson Grundberg, M., & Hallqvist, F. (2014). When a child dies: Parents' experiences of palliative care-an integrative literature review. *Journal of Pediatric Nursing*, *29*(6), 660–669. https://doi.org/10.1016/j.pedn.2014.06.009

Montgomery, K. E., Sawin, K. J., & Hendricks-Ferguson, V. (2017). Communication During Palliative Care and End of Life: Perceptions of Experienced Pediatric Oncology Nurses. *Cancer Nursing*, *40*(2), E47-E57. https://doi.org/10.1097/NCC.0000000000000363

Smith, M. C., & Parker, M. E. (2015). *Nursing theories & nursing practice* (4. ed.).

Stayer, D., & Lockhart, J. S. (2016). Living with Dying in the Pediatric Intensive Care Unit: A Nursing Perspective. *American Journal of Critical Care : an Official Publication, American Association of Critical-Care Nurses*, *25*(4), 350–356. https://doi.org/10.4037/ajcc2016251

Tenniglo, L. J. A., Loeffen, E. A. H., Kremer, L. C. M., Font-Gonzalez, A., Mulder, R. L., Postma, A., . . . Tissing, W. J. E. (2017). Patients' and parents' views regarding supportive care in childhood cancer. *Supportive Care in Cancer : Official Journal of the Multinational Association of Supportive Care in Cancer*, *25*(10), 3151–3160. https://doi.org/10.1007/s00520-017-3723-7

Van der Geest, I. M. M., van den Heuvel-Eibrink, M. M., van Vliet, L. M., Pluijm, S. M. F., Streng, I. C., Michiels, E. M. C., . . . Darlington, A.-S. E. (2015). Talking about Death with Children with Incurable Cancer: Perspectives from Parents. *The Journal of Pediatrics*, *167*(6), 1320–1326. https://doi.org/10.1016/j.jpeds.2015.08.066

Weltgesundheitsorganisation. (1998). *Cancer pain relief and palliative care in children*. Geneva.

7. Tabellen- und Abbildungsverzeichnis

8. Anhang

8.1. PRISMA-Flow Diagramm

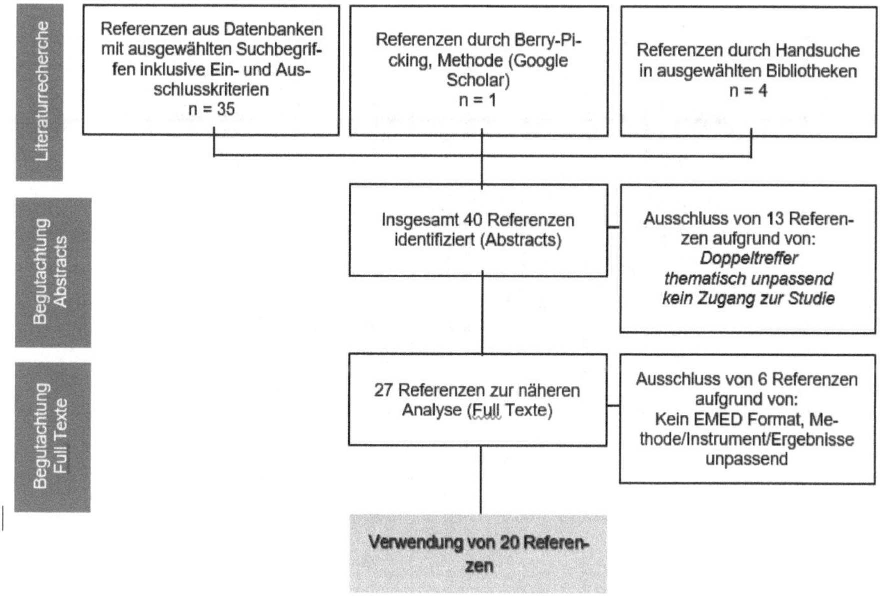

Abbildung 1: Flowchart der systematischen Recherche, eigene Darstellung, adaptiert von „Leitlinien zu Verfassen der Bachelorarbeit", 2019

8.2. Bewertungskriterien von Studien (Brandenburg, Panfil, und Mayer 2007)

Am Beispiel der Publikation **Helathcare users' experiences of communicating with healthcare professionals about children who have life-limiting conditions: A qualitative systematic review** (Ekberg et al., 2018)

Beurteilen des weiteren Kontextes	Die Studie aus dem Jahr 2017 wurde im Jahr 2018 im Journal of palliative medicine veröffentlicht. Es handelt sich dabei um eine Zeitschrift in englischer Sprache, die von Mary Ann Liebert herausgegeben wird. Der Redakteur der Zeitschrift ist Charles F. von Gunten. Der Inhalt umfasst Aspekte der medizinischen Versorgung am Lebensende. Die Zeitschrift richtet sich also an jene Gesundheitsberufe (vor allem Mediziner*innen und professionelle Gesundheits- und Krankenpflegepersonen), die im palliativen Setting arbeiten. Der Artikel ist peer-reviewed, da zwei Gutachter*innen die Daten kodierten.
Entspricht der Aufbau der Studie dem EMED-Format	Der Aufbau der Studie entspricht dem EMED-Format. Die Studie beginnt mit der Einleitung und geht dann über zur Methodik und den Materialien. Diese Kategorie ist weiters unterteilt in (1) den Auswahlkriterien, (2) die Literatursuche und das Screening, (3) der kritischen Einschätzung, (4) der Datenherkunft und Beurteilung und (5) der Datensynthese. Anschließend werden die Ergebnisse dargestellt, welche wiederum kategorisiert wurden in den Themen Information, Emotion, Zusammenarbeit und Beziehung. Auf die Ergebnisse folgte die Diskussion mit den Limitationen und der Übertragbarkeit in die Praxis.
Design	Das Ziel dieses Reviews war es, deskriptive oder interpretierende qualitative Studien zu identifizieren und zu synthetisieren, die die Erfahrungen der Gesundheitsnutzer*innen bzgl. Kommunikation mit Angehörigen der Gesundheitsberufe über Kinder mit lebensbedrohlichen Bedingungen zu untersuchen. Des Weiteren zielte sie darauf ab, das Verständnis für eine effektive Kommunikation über Kinder mit lebensbedrohlichen Krankheiten zu verbessern, indem sie die Erfahrungen der Nutzer*innen im Gesundheitswesen bzgl. der Kommunikation mit Angehörigen der Gesundheitsberufe untersuchte.
Literaturanalyse	Die Recherche wurde in MEDLINE, PubMed, CINAHL, Embase, PsycINFO, Scopus, Web of Science, ProQuest und Science Direct durchgeführt. Die Recherche begann im April 2016 und wurde im Mai 2017 nochmals überarbeitet. Der Focus lag dabei auf qualitativen Studien, welche seit dem Jahr 1990 in englischer Sprache publiziert wurden. Zusätzlich zu Forschungsartikeln wurden auch Monographien, Thesen und Dissertationen miteingeschlossen.

Stichprobe	Die Einschlusskriterien bezogen sich auf Kinder und Jugendliche mit lebensbedrohlichen Krankheiten, deren Eltern, weitere Familienmitglieder und Erziehungsberechtigte. Bezüglich des Ortes, an dem die Studie erhoben wurde, gab es keine Einschränkungen. Die Ausschlusskriterien umfassten Studien, welche sich primär auf die Erfahrung nach der Diagnose einer lebensbedrohlichen Krankheit konzentrierten bzw. Studien, die sich auf die Empfehlungen der Benutzer*innen zur Kommunikation konzentrierten und nicht auf ihre tatsächlichen Kommunikationserfahrungen.
Methoden zur Datenerhebung	Zwei Gutachter*innen überprüften unabhängig voneinander die Suchergebnisse, zuerst nach Titel und dann nach Abstract. Ein/e Gutachter*in ermittelte in der Screening-Phase nach Einschlusskriterien, indem er/sie das gesamte Dokument las. Bei Unsicherheiten wurde das gesamte Dokument von einem/einer zweiten unabhängigen Gutachter*in geprüft. Jede enthaltene Quelle wurde verwendet, um zusätzliche Quellen zu identifizieren, die möglicherweise nicht durch die Suchstrategie identifiziert wurden. Um dies zu gewährleisten, prüfte ein/e Gutachter*in alle Literarturverzeichnisse der eingeschlossenen Studien. Jede eingeschlossene Studie wurde durch Anwendung des Programmes COREQ (Critera for Reporting Qualitative Health Research) bewertet. Zwei Gutachter*innen bewerteten dabei jede Quelle unabhängig voneinander. Abweichungen in der Bewertung wurden von Fall zu Fall geklärt. Die Ergebnisse der eingeschlossenen Studien wurden unter Verwendung thematischer Analysemethoden für systematische Reviews synthetisiert. Zur Erleichterung der Daten-Analyse wurde die qualitative Analysesoftware NVivo verwendet. Zwei Prüfer*innen kodierten unabhängig voneinander Daten in NVivo, um verschiedene Arten von Kommunikationserfahrungen induktiv zu identifizieren. Nach einer unabhängigen Kodierung verglichen beide Gutachter*innen ihre Analyse und diskutierten über die Unterschiede. Diesem Prozess folgten weiter Kodierungs- und Vergleichsrunden.
Ethik	Es sind keine Angaben bezüglich grundlegender ethischer Aspekte vorhanden.
Ergebnisse	Die Suchstrategie identifizierte 1317 einzelne Quellen, von denen 36 die Einschlusskriterien erfüllten. Von diesen 36 Studien wurden dann 29 in die Literaturanalyse eingeschlossen. Die Studien wurden in elf verschiedenen Ländern durchgeführt. Insgesamt wurden in den Studien 914 Erwachsene, 25 Kinder mit einer lebensbedrohlichen Krankheit und 40 Geschwister befragt. Ein Großteil der herangezogenen Literatur gewann die dargestellten Ergebnisse durch teilstrukturierte Interviews. Es kann also davon ausgegangen werden, dass die Stichprobe ausreichend groß war, um aussagekräftige Ergebnisse zu erhalten. Der Ergebnisteil umfasst vier Domänen, welche jeweils in positive und negative Erfahrungen der befragten Personen gegliedert und mit wörtlichen Zitaten untermauert sind. Eine gültige Aussage konnte sowohl für professionelle Gesundheits- und Krankenpflegepersonen, als auch für die sterbenden Kinder und deren Eltern gemacht werden.
Diskussion	Die Ergebnisse nahmen Bezug auf das Ziel der Studie. Im Diskussionsteil der Literaturanalyse werden die Ergebnisse nochmals zusammengefasst und zentrale Aussagen getroffen.

Übertragbarkeit	Diese Literaturübersicht arbeitete klare Praxisansätze für professionelle Gesundheits- und Krankenpflegepersonen aus: 1. Informationsaustausch auf eine klare, offene und ehrliche Art und Weise 2. Die Emotionen der betroffenen Parteien (Patient*innen, Familien, professionelle Gesundheits- und Krankenpflegepersonen) anerkennen 3. Aktive Einbeziehung der Beteiligten Personen 4. Konzentration auf den Aufbau von Vertrauen und einer dauerhaften Beziehung, welche eine vertrauensvolle Kommunikation ermöglicht

Tabelle 4: Bewertungskriterien von Studien; Brandenburg, Panfil und Mayer, 2007

8.3. Suchprotokoll

Suchinstrument (Bücher, Internetquellen, Zeitschriften...)	**Sucheingabe (Suchbegriffe, Verknüpfungen, Einschränkungen**	**Treffer**	**Relevante Treffer**	**Anmerkungen/Bemerkungen z.B. für die Einleitung, für das Ziel, für die Begriffsklärung……**
Datenbank Uni Wien	Nursing AND paediatric AND communication	29.845	4	Einleitung, Ergebnisse, Begriffsklärung
Datenbank Uni Wien	Communication AND palliative AND paediatric	9.981	3	Ergebnisse
Datenbank Uni Wien	Kommunikation UND Pädiatrie	164	0	
Datenbank Med.Uni Wien	Communication AND paediatric AND nursing	8	0	
Bibliothek FH Campus	Theorien UND Modelle UND Palliativ	4	4	Theoretischer Bezugsrahmen, Diskussion
PubMed	Nursing AND communication AND paediatric	1132	10	Einleitung, Begriffsklärung, Ziel, Ergebnisse
PubMed	Palliative paediatric AND communication	509	4	Einleitung, Begriffsklärung, Ergebnisse
PubMed	Explanation AND dying AND children	20	1	Ergebnisse
Springer	Communication AND children AND palliative	8164	5	Begriffsklärung, Ergebnisse
Springer	Communication AND paediatric AND nursing	15.104	4	Ergebnisse
CINAHL	Communication AND palliative paediatric AND nursing	26	4	Einleitung, Ergebnisse
Google Scholar	Swanson AND Theory AND Caring	12.600	1	Theoretischer Bezugsrahmen

Tabelle 5: Suchprotokoll, eigene Darstellung,

FSC
www.fsc.org
MIX
Papier | Fördert gute Waldnutzung
FSC® C083411

Kolibri 360 GmbH
Ferdinand-Jühlke-Straße 7
99095 Erfurt, Deutschland
produktsicherheit@kolibri360.de

Druck:
CPI Druckdienstleistungen GmbH
im Auftrag der
Kolibri 360 GmbH
Ferdinand-Jühlke-Str. 7
99095 Erfurt